U0247994

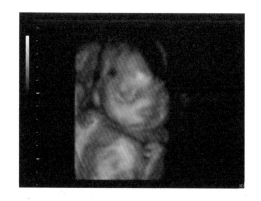

▲ 第一次见到肚子里小朋友的样子

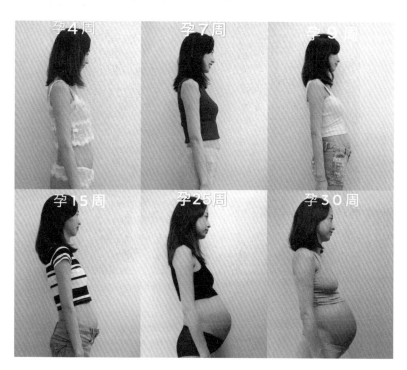

▲ 孕期"巨"变

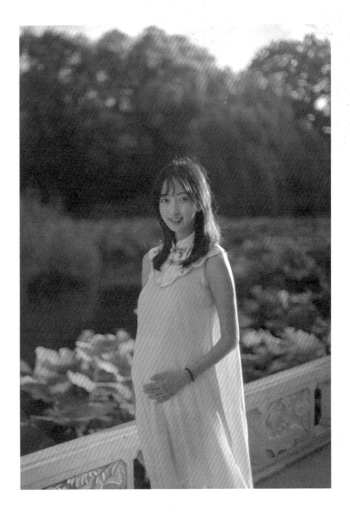

▲ 怀孕 6 个月，经常骄傲地带着肚子各处散步

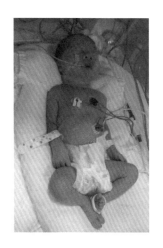

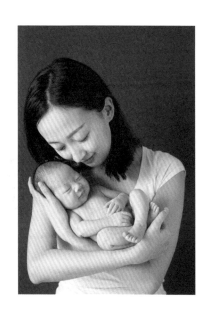

▲ 别人第一次相见在身边，
我们第一次见面在保温箱

我笑的时候，茉莉竟然也笑了 ▲
她似乎也感受到了妈妈的爱

产后 4 个月，开始产后恢复 ▶

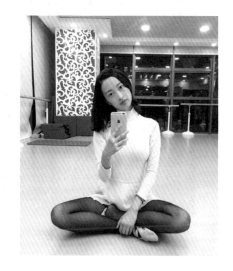

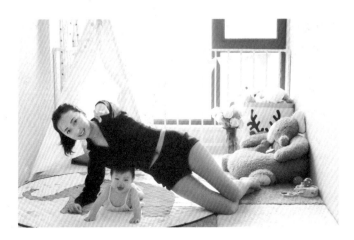

▲ 产后锻炼，我有一个小搭档，虽然经常是越帮我越忙

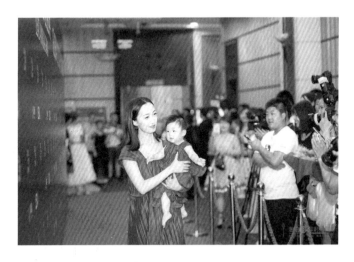

▲ 9个月的茉莉，第一次踏上了红毯。主持人问："现场有谁9个月走过红毯的？"

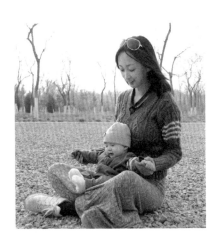

▲ 从这身开始，拉开了我们亲子装的序幕

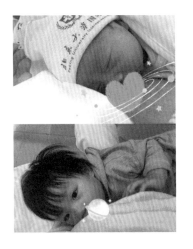

▲ 第一次亲喂和最后一次亲喂，坚持
母乳 13 个月，是甜蜜的负担

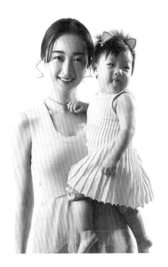

◀ 快 1 岁的茉莉，还是妈
妈怀里的小胖墩

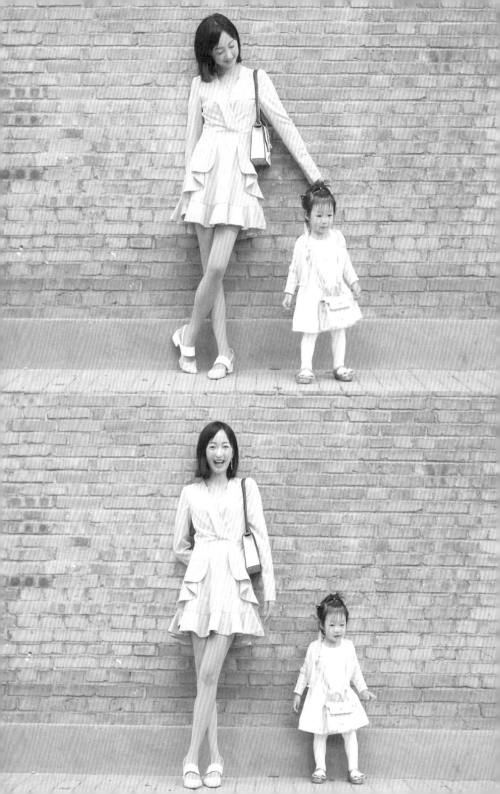

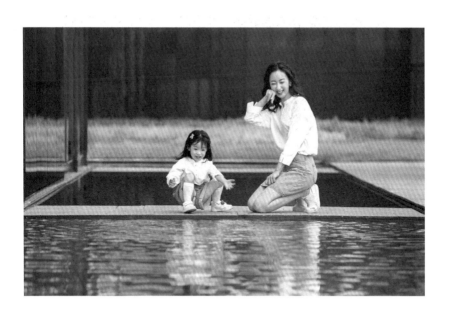

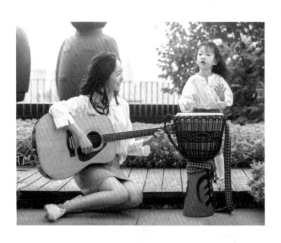

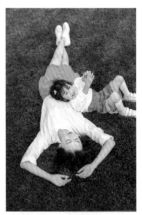

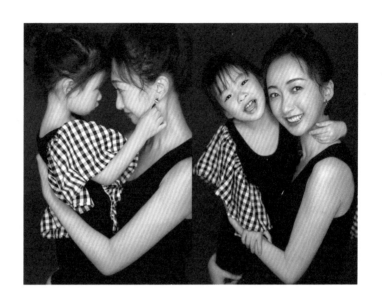

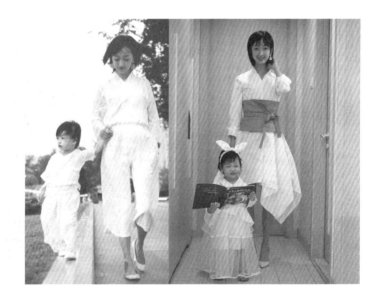

与你一起
二次成长

妈咪姚的孕产

减压手记

⊙ 姚凤娇——

著

中国青年出版社
CHINA YOUTH PRESS

中青文传媒

图书在版编目（CIP）数据

妈咪姚的孕产减压手记：与你一起，二次成长 / 姚凤娇著.
—北京：中国青年出版社，2019.10
ISBN 978-7-5153-5754-6

Ⅰ.①妈⋯ Ⅱ.①姚⋯ Ⅲ.①孕妇—妇幼保健②产妇—妇幼保健 Ⅳ.①R715.3

中国版本图书馆CIP数据核字（2019）第172525号

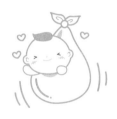

妈咪姚的孕产减压手记： 与你一起，二次成长

作　　者	姚凤娇
责任编辑	肖　佳　麦丽斯
文字编辑	张祎琳
美术编辑	张燕楠
出　　版	中国青年出版社
发　　行	北京中青文文化传媒有限公司
电　　话	010-65511270/65516873
公司网址	www.cyb.com.cn
购书网址	zqwts.tmall.com　www.diyijie.com
印　　刷	北京诚信伟业印刷有限公司
版　　次	2019年10月第1版
印　　次	2019年10月第1次印刷
开　　本	880×1230　1/32
字　　数	140千字
印　　张	9.5
书　　号	ISBN 978-7-5153-5754-6
定　　价	49.00元

目 录

有温度的孕产育儿指南

这本书是一个女儿成长为母亲的心路历程。

一个女人能够成为母亲是伟大的，母亲在一个家庭中起着承上启下的作用，母亲是一个家庭的主心骨，是家庭幸福的源泉，母亲更是塑造身心健康的下一代的工程师。

怀孕、分娩、哺乳，这都是女性最普通不过的生理现象，人类就是在一声声洪亮的哭声中繁衍至今。

自从有了独生子女大军，自从到了21世纪，自从人们从温饱奔向了小康，在市场经济的大潮中，怀孕、分娩、哺乳就变得不再是单纯的生理现象，而衍生出了许多商业行为，月嫂、月子中心、学区房应运而生；各种与孕育有关的产品目不暇接；互联网的发达，更让信息交流无比通畅。人们对更高品质生活、更好的子女教育的追求，以及快节奏高压的工作，这些都造成了今天我们所面临的孕前、产前、产时、产后的焦虑、抑郁情绪的发生。目前无论是70后、80后、90后，甚至00后的生育大军绝大多数都是独生子女，相当一部分是在父母的宠溺下成长。怀孕后，真堪比皇后生皇太子，父母的娇惯，丈夫的宠溺，加之社会上的种种负面新闻，网络信息的高度发达，使许多准备怀孕和已经怀孕的妇女无所适从，压力山大，造成今天围绕怀孕生子而形成的焦虑、抑郁情绪极为普遍。

怀孕生子这本是夫妻二人的事，但是在现在这个四二一的家庭结构中，早已变成两个家庭的事，甚至是七大姑八大姨都会参与其中，许多家庭在女方刚刚怀孕时，就把父母接到家中，事无巨细都交给父母，小两口成为甩手掌柜。由于健康长寿，这些父母个个摩拳擦掌，包办代替。新旧育儿理念的不同，价值观的差异，往往使平静的夫妻关系生出许多矛盾，家庭中许多人际关系的处理耗费了人们的许多精力，增加了产前产后抑郁情绪的发生，甚至出现夫妻离异，严重的甚至自寻短见。在父母眼中女儿永远是未断奶的孩子，许多女儿也是能懒就懒，而把自己作为母亲的职责置于脑后，这严重地影响了孩子的教育成长。

家家有本难念的经，但身处家庭中心的孕产妇应该实事求是，宽容大度，量体裁衣，返璞归真，将怀孕、分娩、育儿回归到生理层面。在整个孕产期、育儿过程中要怀着一颗平常心，有一个正常的孕育心理状态尤为重要。为了自己的健康和孩子的成长，要理智地学习角色的转变。孕育胎儿的280天，也是一个女人由女儿逐渐成长为母亲的过程。而育儿，是由处处有依赖和监护，到独立自主去学习监护孩子，成长为孩子的第一任老师的过程，是学习睿智地保护自己的健康，维护家庭和谐的过程，是学习承担孝敬父母、相夫教子责任的过程。人生难得能有这样学习提高如何做人的机会，希望我们的孕产妇能够把握住这段难得的时间，成长为伟大的母亲。

对于妇产科医生来说，因为孕产妇众多，每天忙于门诊、查房、手术、值夜班，再加之医生对于孕妇所提的各类问题司空见惯，往往对患者提出的问题回答得简单而冰冷。本书的作者姚凤娇，从一个孕育、分娩、哺乳、育儿亲历者的角度，写出的文字是有温度的，从她成功地克服孕育过程中的种种压力，我们看到一个理智、温柔、坚强的女性，她从另外一个角度为产科医学做了科普，回答了对待孕产育应该持有的正确态度，为所有准备怀孕、已经怀孕和完成分娩的女性朋友提出了善良的建议。因此我很感激她，这也是我愿意为她作序的理由。

赵天卫

妇产科主任医师，北京市海淀妇幼保健院

原业务院长，新浪育儿特聘专家，

《怎样孕产更健康》作者

一个年轻母亲的记录，一个伟大民族的脚步

　　认识姚凤娇的时候，她还是一个小姑娘，聪明伶俐，美丽动人。虽然在百度工作了几年，被人称作"度娘"，却仍然是人见人爱的小妹妹，她的昵称是姚姚。

　　我们曾经组织了一次演出，主要是在京城工作在本职工作上小有成就又想圆年轻时的舞台梦的中年人，演出沙叶新编剧的话剧《邓丽君》，姚姚也"混进来了"，因为她有一副好歌喉。演出之后，我们舍不得散去，就组织了一个微信群，叫做"同趣会"，意思是相同趣味的人集合成群。这个群建立五年了，相处得如同兄弟姐妹一般，姚姚是群里的小妹妹，她的性格和品质得到了大家的一致认可。我认为，这也是她成为一个好妻子、一个好母亲必不可少的因素。

但是，我没有想到的是，她居然写出了这样一本书，她亲历的怀孕、生子、育儿等各个环节，她都记录了下来。因为我知道，拿笔不是她的专业。

实际上，这几个环节，是世界上大多数女人都要经历的，但是，如此有心地翔实生动地记录下来的人，并不多见。其实，这不是靠写作技巧，也不是靠毅力，最要紧的是靠爱心。或者说，是毅力、技巧和爱心的集合。

一般人看来，这本书展示的看似是对儿女的爱这种天性，但是，我不把它仅仅看作母亲的天性，我看作是对生活的爱，对世界的爱，换句话说，不是小爱，而是天地大爱。

一本书，一个家庭的记录，也是一个时代的记录。

时代是在不断发展的。

我也是女儿。我出生的时候，中国很贫穷，我家也很贫穷。但是，贫穷并不妨碍我的父母把全部的爱放在了我的身上，他们的爱，很大程度是尽可能保障我的生活，希望我能够成为一个认真学习、成绩优秀的好孩子，考一个好大学，有一份好工作。这是那个时代的父母最通常的示爱表现。

而我是把这种爱放在心里的。

这种爱也是可以而且一定是会流传下去的。

后来，我也成为了母亲。我对孩子的爱，生活保障不是问题了，而且也不止于要求他有好成绩和好工作，我的希望更多，首先是希望孩子成为心智健全的人，在可能的情况下，成为对祖国对人类有用的人才。

尽管爱的内涵和爱的方式有所不同，但是，代代相传的，能够点燃人类的，还是同样的爱。

姚姚一定会是一个好母亲，不单是从这本书的字里行间可以看到她的心，而且，在我和她接触的过程中，也能看到她的心。

作为一个母亲，教育孩子最重要的不是提供最优越的条件，不是逼着他学各种技艺，甚至也不是耳提面命地要求他考出好成绩，夺取好名次，而是要求他首先成为一个正直和善良的人。而做到这一点，最重要的在于父母。我们常常说"身教重于言教"，就是这个意思。姚姚是一定会做到这一点的，因为和她接触的人，很容易就可以看到她的正直和善良，当然，也少不了智慧和亲和、宽容。

这样的母亲就是阳光雨露，一定会浇灌小树苗苗壮成长，直到成为栋梁。

姚姚现在进入新的创业阶段，工作很忙，但是，我还是希望姚姚能够把这本书继续写下去，因为孩子成长的每一个阶段都非常重要，都非常值得记录。而姚姚这样一位年轻的，有见识又深谙互联网和新媒体的母亲，能够把自己育儿的心得记录下来，传播开来，对民族对社会都善莫大焉。

中华民族有了几千年的文明史，中华民族还要一代一代生生不息地发展下去，如果每一个母亲都能像姚姚一样用全部的爱呵护下一代同时记录下来，我们就有可能为民族的更加优秀做出贡献。

赖杉

小说、电影《女大学生宿舍》作者，

《领导者》杂志和共识网创始人，

美中关系新视角基金会创始董事

　　我在决定怀孕之初，就特别希望能找到这么一个朋友：

　　她一定是生过孩子的，这样我就能问到备孕的、怀孕的、产后的各种问题；

　　她的状态一定是让人欣赏的，是那种成为妈妈后还能发着光，越来越美，越来越好的。

　　怀孕后找到这个朋友的想法愈加迫切，因为我发现怀孕对于一个女人而言，简直是开启了另一段人生旅程：

　　首先是每次都忐忑不已的"产检关"，怕看不到胎心胎芽，怕听不到心脏在跳，怕过不了大小排畸，怕测出脐带缠绕；

　　其次是让每个人都难以忘怀的"生产关"，顺产妈妈要经历的传说中那最高等级阵痛，剖腹产妈妈半麻清醒状态下的手术，还有那恐怖的开奶和压肚；

最后还有孩子到来以后，甜蜜又难熬的"养育关"。母乳喂养、宝宝睡眠、背奶断奶，一座座大山等着我们翻越。产后抑郁、频繁焦虑、失控的身材、单薄的发量，一道道难关等着我们攻克。

所以这时候身边有个亦师亦友的妈妈，该有多棒！

这就是我写下这本书的初心，我希望用自己这一路走过的经历、思考和总结，给即将踏上或者已经踏上母亲之路的姐妹们，送上一份文字礼物，让大家少踩一些坑，少留一些遗憾。

但凡这些文字帮到了刚好需要它的姐妹们，哪怕只有一人，那也是有价值的。

几个月前，当我敲完这本书最后一个字时，没有之前预想的狂喜，反而是一种平静的喜悦。

这些文字陪伴着我，一路从新手妈妈的慌张走到了如今刚刚好的状态，见证了我在育儿育己路上的所得所失，目睹了我经历的那段拉响了健康警报的难忘时光，也目睹着我朝着自己想要的方向和状态一步步走去。

我享受成为母亲的过程，也感激能拥有二次成长的契机，更希望和越来越多的朋友们一起，来品尝这份"成为妈妈"的甜蜜。

最后，我想要感谢在成书过程中一路帮助我的朋友们：感谢潘石屹先生为本书拍摄封面；感谢我的职场伯乐苏静女士的信任与栽培；感谢我心中榜样妈咪江倩、孙瑛、余进及王秋云姐姐的鼓励；感谢中国青年出版社刘炜先生的慧眼识珠，以及两位编辑麦丽斯老师、肖佳老师的辛勤付出。

感谢我的女儿，她让我的生命变得愈加丰富；感谢我的家人，他们是我最坚定的支撑与力量之源。

当然，更要感谢一路走来一直陪伴和关注我的"妈咪姚"的粉丝们，还记得我们约定好的，要一起"越来越好"的承诺吗？

我相信我们都会做到的，一定如此。

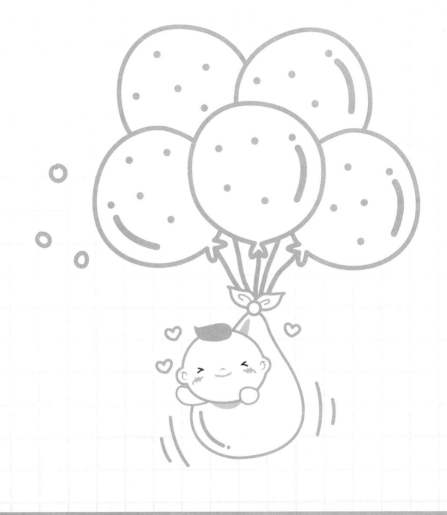

· 孕育篇 ·

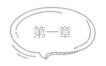

第一章

做好准备：是时候当妈妈了

谁也不会想到我会选择这么早就当妈妈。

因为在有茉莉之前，我的生活是这样的：

有一觉可以睡到自然醒的自由，也有加班加到天大亮的
激情。饿了点外卖，无房又无贷，每逢假期出国旅行，各路
影院熟脸常客，能和闺蜜跑遍北京的各路网红餐厅打卡，也
能躲在被窝里追着综艺追得不亦乐乎，更重要的是还有一份
起点不低的工作，享受着幸运与青春的光环。

一切都看上去很完美，就像我某条朋友圈下老同学的评
价，"你这小日子过得，美得很！"

所以在我宣布自己怀孕的下午茶上，闺蜜听完先是一

惊，然后立刻又胸有成竹地说："你肯定是不小心中奖的，对不对?!"

还真不对，我是计划中的。

其实我一直都知道，自己是会当妈妈的。

我打小就喜欢小宝宝，我妈说小时候每当听到要去谁家看新生的孩子，我会跳得比猴子还高！因为我太喜欢看这群有着长长的睫毛、肉嘟嘟的脸蛋、一把抓住你不放的小肉手、萌化了的小奶音的神奇宝贝，简直比我柜子里所有的洋娃娃都好看、都好玩。

长大以后，我变得越来越有宝宝缘，如果有一群人出去玩，那个被小朋友们簇拥起来追着玩的肯定是我；有一群人去逗宝宝，大多数情况下宝宝眼神最先和最长时间锁定的一定是我……

应该是带有相互喜欢相互吸引的"宝宝磁场"吧，我想。

除了被这些小精灵们牢牢吸引外，还有那些"只有成为妈妈才能拥有的美好画面"，更是引诱着我这颗蠢蠢欲动的心。

我不止一次地在脑海里幻想，我应该有一个女儿，大眼睛小肉脸，齐刘海长睫毛，笑起来眼睛眯成月亮，肆无忌惮，满脸阳光。

　　我想和她一起旅行，在海边留一个暖橙色的剪影，去山里种一株独特的小树；

　　我想和她一起穿亲子装，剪个刘海一起扮嫩嘟嘴，抱着迷你版的小小姚招摇过市；

　　我想给她留长头发，今天给她穿层层纱裙扮公主，明天穿着板鞋戴墨镜化身"小太妹"；

　　我想给她铺一床白糯的榻榻米，在阳光晒到小屁股的时候叫她起床；

　　我想陪她学着说话，听她那只长了几颗小牙的嘴叫"妈妈"；

　　我想陪她学走路，从摇摇晃晃到大步流星，然后留下我跟在她屁股后面追……

　　天啊！光是这些美好的画面，就已经够我"沦陷"了！

　　当然真正让我下定决心要成为妈妈，是一次不经意的触动。

　　2016年春节，我和吴sir在美国西海岸自驾游。在一号公路的一座被紫色小花包围的山丘旁，我们停车休憩。小山丘真是太美，海浪伴曲，鸟鸣作歌。

　　唱着歌的鸟群是从我头顶上飞过的，前面是大鸟，后面是小鸟。我的眼神一直目送着它们飞向海对面，突然有一秒钟，像触电般蹦出一种强烈的想法："工作稳中有进，家人身体健康，经济能力尚可，现在不正是迎接小生命的最好时刻吗？现在不正是迎接二次成长的最好时刻吗？你还在等什么？"

我至今不确定是否是那唱着歌的鸟群给了我暗示，但我依旧清晰地记得当时内心坚定而又热切的期盼，如果不是渴望已久，又怎会如此激动？

所以当我准备要成为妈妈的时候，没有被能说走就走的自由逍遥影响，没有被毫无压力的轻松节奏打消，没有被稳定且向上的职场生活动摇，更没有被那些只听过没试过的"妈咪综合征"困扰。

因为成为妈妈，不仅是我的计划，更是我的梦想。

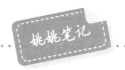

姚姚笔记

当你有计划地想要一个宝宝的时候，生活方式和心态都要做一些正向的调整。在准备正式受孕之前，下面这些重要却不紧急的事情，可以安排在你的每日生活里：

健康规律，去吃饭吧！

备孕前期的饮食调整很重要，特别是对于我们习惯了外卖和饮食不规律的职场一族来说。这个期间的饮食经验就是：按时吃饭很重要，吃得健康更重要。

这个阶段可以多多"关照"那些天然对女性非常友好的食物，比如：黑豆，有益于卵泡发育；红枣，有益于补充气血；红糖姜茶，可以驱走宫寒；还有各种绿色有机的蔬菜杂粮，特别是煲汤和粥类，多吃这些清淡好消化的食物，给足肠道时间，让它们从之前高油高盐的食物里解脱出来，好好地缓一缓，这样才有足够的能力去应对因为孕期体内激素变化，而极有可能产生的消化、便秘等问题。

准爸爸可以多吃蔬菜和粗粮，少喝饮料，尽量拒绝酒精和烟。因为身体的新陈代谢需要一定的周期，所以饮食调理也不能三天打鱼两天晒网。只有坚持一段时间，才能真正感觉到由健康规律的饮食给全身带来的舒畅与活力。

而对于我们长期依赖外卖拯救肚子的习惯，在备孕前期就该主动地戒掉了，多多动手在家里做饭，最大程度保证我们入口的食物洁净健康。

因为我们的身体就像咖啡机一样，吃进去好的豆子，才能产出香的咖啡。

增强体质，去锻炼吧！

在充分地了解自身体质情况、均衡分配工作生活时间的基础上，给自己制定一个运动计划，这是在备孕前提升双方体质、完成身体能量积蓄的最好方法。有个好的身体，不仅能帮助我们为十月怀胎的辛苦做好准备，此外，而后一系列包括分娩、坐月子、照顾新生儿等环节，都需要爸爸妈妈有强健的体魄。

女生最好避免拳击、攀岩等危险性较高的运动，选择运动量适中的项目，推荐以拉伸为主的瑜伽或舞蹈，或者适度的慢跑与快走，这个时候也是泡健身房或舞蹈房的好时候。我在备孕前一直在坚持跳舞，安全系数较高，全身都会得以拉伸，并且舞动时心情会很放松，个人认为很适合作为孕前运动。

男生依照个人的喜好来定，可以选择跑步、游泳等有氧运动。身体对抗激烈的运动不建议去做，因为一旦发生意外或者其他损伤（虽然没见过备孕期受重伤的，但身边朋友有在妻子预产期快到的时候，打篮球把脚弄骨折的），那么备孕的时间成本就会大大增加。

孕前共识，聊一聊吧！

怀孕不仅是两个人的事情，更是两个家庭的事情。

怀孕后谁来照顾准妈妈，生完孩子后谁来伺候坐月子，老人是否要同住，孩子的教育要听谁的等等，这一系列问题，最好在有孩子前，双方就对这些敏感又现实的问题提前讨论，并且寻求达成共识的途径和结果。

孕前环境，做准备吧！

在孕期开始之前，有一个稳定且健康的环境是非常重要的，特别是对于城市里迁徙率较高的人群。

所以对于房子是买是租、租在哪里、周边配套如何或者现在买的房子是否能应对怀孕后人口的增加、环境是否良好、是否有学区房要求这些琐碎但却重要的问题，同样应该在备孕前考虑到，并且趁着还是两个人的时候尽快解决掉这些历史遗留问题，给自己留一个轻轻松松没有后顾之忧的孕育环境。

最后，不要忘记，生孩子从来不是一个人的事情，只有夫妻两人都做好了迎接小生命的准备，并且愿意为之付出、打好地基，这项伟大的工程才能顺利动工。

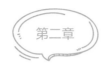

第二章

备孕须知：医生大声质问
"囊肿都长到5厘米了，你早在干什么"

我和吴sir约了离家较近的医院，在平常的一天去做孕检。

一进门被检查队伍的阵势给吓着了，孕妇真多呀！通往B超室的走廊里摩肩接踵地排满了大肚子的孕妇，有人很淡定，有人很焦虑。

"你也是准备要个猴宝宝吗？"在我后面排队的女士看到了我的孕检单。

"明年是猴年吗？"我才第一次意识到属相的问题。

"是啊，去年人可少了，连单人间都有富余，今年就不一样了，全扎堆儿了。"

好像点醒了我似的，竟然无意间赶上了生育高峰年，扎堆儿可不是什么好事，不仅仅是建档和床位问题，接下来还有入园入学的问题、工作就业问题……

"哎呀，不想了不想了，这些都不是现在该操心的事情。"我强迫自己打住，"先怀上再说。"

吃了没经验的亏，等我把所有检查报告都等齐了的时候，医院已经临近下班了。

一位短发戴眼镜的女大夫，向目送了所有人离开的我招了招手，"进来！"

"你结婚多久了？"

"4年了。"

"之前做过体检吗？"

"嗯，做过。"

"你的B超显示左右卵巢都有巧克力囊肿，之前你不知道吗？"

"嗯，知道的。"

"知道？这囊肿都长到5厘米了，你早在干什么？"

"……"

"5厘米是囊肿的临界值，超过这个直径是对生育影响很大的，而怀孕是对巧囊最好的治疗，难道之前的大夫没有给你说过？"

"说过，但我没想那么早要孩子。"

"你们这些女孩子啊！想要孩子的要不上，能要孩子的不想要，真让人着急啊！"大夫一声叹息。

"给你两个选择：一个是做腹腔镜手术，摘除掉巧囊后，休养一年再准备怀孕；另一种是你现在就要尝试怀孕，虽然几率不大，怀不上到时候再说。"

医生的一番善意但却犀利的叮嘱，让我的心里五味杂陈。

"那我先尝试怀孕吧，如果不行，我再来治疗。"

几乎是心情极度复杂地迈出了医院的大门，回家路上看着窗外树影一棵棵离我而去，心情已经降到了谷底。"囊肿、手术、无法怀孕……"这些恐怖但很有可能会发生的事情，像一根根铆钉轮番扎进我的心。懊悔之前的轻视和无知，担心现在的各种不确定……我盯着窗外，眼泪决堤，那分明是一种还没有拥有就要失去的悲伤。

一个月之后，当我在卫生间怔怔地握着手中的"两道杠"时，起先是呆住了，完全不能相信，直到接连四根"中队长"都给了我统一的答案时，我从呆滞状秒变到了狂喜状。

天哪！我真的怀孕了！

本来预想中这绝对是一场持久的攻坚战，竟然这么快就胜利了！

而惊喜还远未结束。九个月后，当我做完剖腹产手术躺在床上，主刀医生术后来查房时告诉我："刚才缝合的时候检查了你的卵巢，两个巧克力囊肿都消失了，放心吧！"

你看，人生就是这样的神奇。当你为一个小生命拼尽全力的时候，TA也在用TA的方式，默默地回报你。

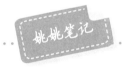

我们所说的备孕，就是调理身体的状态，能在最佳状态下受孕，从而实现优生优育的诉求。

经过之前的准备，当下已经可以正式进入"造人"阶段，我们的行动象限也要从前期的"重要不紧急"切换到"重要且紧急"了。

请参考我的to do list：

预约孕前检查

没错，孕检很重要，虽然不是国家强制要求的检查，但是本着对孩子健康和对自身身体负责的态度，特别是对妈妈，一定要认真地做一个孕前检查。

孕检对孩子来说可以控制和预防先天性疾病风险；对于夫妻双方来说是个了解孕前身体健康状况的方式，包括是否有溶血的隐患，是否有家族遗传的疾病，女方的身体是否适合受孕，男方的精子状况是否理想等。我建议所有的伴侣都能在孕前，抽出时间去做这项重要且必要的检查。

只有种子和土壤的状况达到最佳，才能栽培出又棒又健康的果实。

口腔检查及修复

这条是我重点要建议给各位准妈妈的，怀孕期间女性可能出现牙痛，原因在于怀孕初期体内激素水平出现急剧的变化，导致女性牙龈部位的毛细血管开始扩张，容易出现肿胀，导致牙龈发炎等口腔问题，牙齿发生问题的概率比平时要大很多，除此之外，孕期治疗牙齿的风险和用药量也是相当大的。所以一定要在怀孕之前消除掉这个隐患，要补的补，要拔的拔，最不济也应该洗一个牙，让口腔以一个健康的状态去迎接孕期的到来。

准爸妈一起吃维生素

大家都知道怀孕前准妈妈要吃叶酸，特别是现在大家更倾向于补充复合维生素，建议咨询医生更为稳妥，也要选择成分适合自己的品牌。

我在备孕时，根据医生和朋友的建议，选择的是男女同吃的孕前复合维生素。我和吴sir每天都会在睡前相约，一人一粒，服下复合维生素，就这么一个小小的举动，竟然也形成了我一直印象深刻的小小仪式感。

提前做好颜值工作

毋庸置疑，怀孕时一定是颜值低谷期，因为这个时期，大多数妈妈为了宝宝的健康，不烫发不染发，不涂抹指甲油及香水，不使用不安全的护肤品，彩妆全部送人……妈妈们为了宝宝健康，都会毫不犹豫地回归"素面朝天"。

但为了怀孕时的好心情和不影响正常的社交活动，备孕期的妈妈可以考虑提前做功课，比如可以去正规的美容院做半永久的眉毛和美睫线，让你每天素颜眼睛也是有神采的；去理发店先剪一个孕期易于打理又有型的发型，就算不染色不造型也有自己的风格。像我在怀孕期间还一直坚持种植睫毛，当然前提是用的胶水和睫毛都是环保高品质的，这么做只为能让孕期的自己心情更愉悦，没有什么比孕妈妈心情好更重要。

最后一点，心态很重要！

除了使用卵泡试纸，随时监测排卵情况，提高"中签率"之外，最重要的要拥有一颗平和淡定的心。

身边有太多人因为着急、焦虑而屡屡备孕失败了。或是在这个繁忙的都市里，被眼前的苟且和未来的迷茫裹挟，或是在三线开外那个安稳到没有一丝波澜的小世界里，在人情冷暖里寻找曾经的理想……

不管你是谁，你在哪里，在做什么，如果你现在面对的是迎接生命这件事，请放松心态，从容镇定。有时候我们拼了命地想要，但调皮的小朋友就是不来；有时候我们还没有做好准备，结果TA就这么用两道杠宣告TA的到来了……

因为是你的，早晚会来，不急不躁，静心等待，不忧思，不责怪，不伤怀。

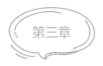

第三章

难熬孕初期：孕吐与孕期焦虑

　　起初以为怀孕的日子会是一直喜悦的，现在来看，显然是犯了新手准妈的理想主义的错误。

　　最先是由孕妈们都绕不开的关键词"HCG①"和"孕酮②"挑起的。这几乎是初孕妈妈们最先会遇到的两大关卡，在孕初期还不适合做B超的时候，它们是判断肚里刚刚发芽的宝宝是否安稳的重要指标。

---

① 　HCG是指人绒毛膜促性腺激素，由α和β二聚体的糖蛋白组成。在女性怀孕后，原本存在于血液和尿液中的HCG会随着孕周的增加而波动，因此，可根据HCG的变化来测定女性是否怀孕。

② 　孕酮属于黄体酮，是一种黄体激素，也就是常说的孕激素。正常宫内早孕的β-HCG值应该是第9～11天起大幅上升，以后每天可翻两倍，而宫外孕的HCG分泌低，每天升值较小。孕酮含量怀孕9～32周时显著增高，可达正常人的10～100倍。

所以每次抽血等检查报告出来，都有种小时候听老师宣布成绩的感觉。

记得在第五周的抽血后，医生看着我的报告单，告诉我，"孕酮9.9，HCG翻倍也不好，近期注意，留意有无流产的迹象。"

医生云淡风轻地交代完了，我却变得惴惴不安起来。

作为一个新手准妈，一个对孕育一知半解、对孕产概念完全模糊、对怀孕过程完全抓瞎的"小白"选手，我当时其实是没有能力完全理解那两个数值代表的最真实的意义的。只记得自己在听到医生这番话后，惶恐之余再三询问医生是否需要保胎，着急去各种母婴社区查找其他人的检查数值和应对方法，问遍我身边已经生育过的妈妈，却依然没法控制自己胡思乱想与焦躁不安的心。

我会不会流产？

会不会宫外孕？

会不会生化妊娠了？

孩子会不会发育有问题？

会不会畸形或者残障……

我估计这些傻问题，每个妈妈都或多或少地担心过，只不过有的人很快就能在头脑里一闪而过，而有的人就像钻牛角尖一样不可自拔，我就是后者。

一方面是孕初期体内激素的快速变化，另一方面是过度在乎和信息未知导致的焦虑，那个时候，我几乎是度过了自己记事起人生中最为难熬的一个多月。

清晨我会毫无缘由地崩溃大哭，哭着起床，哭着做梦；白天我会烦躁不安，浑身盗汗，干什么事情都提不起兴趣，更谈不上专注投入；晚上我入睡困难，不时惊醒，基本每天夜晚醒着比睡着的时间长……那时候的想法，是恨不得每天都去医院查HCG和孕酮数值，好知道孩子发育是否良好；恨不得每周都去做个B超，看看肚子里的情况到底如何。

就像走进了未知星球一样，稍不留神，就会出现生命不可承受之重。

人越是太在乎，就越是患得患失。

直到我等来了第一次做B超的日子。当我拿到B超单，第一次看到了那个模糊的小影像，终于舒了口气：没有宫外孕，没有流产，胎心胎芽都好，一切正常！

那一刻，我的庸人自扰式焦虑烟消云散……终于结束了，结束了这场在现在看起来完全没有必要，但的确无法自拔的

"孕初期焦虑"。

本以为自己吓唬自己的黑暗期过去了,可以好好地继续了,可是没想到,严重的孕吐差点让我对生活丧失信心。

我一直对自己的体质很有信心,小时候经常拿学校长跑第一,耐力不错;长大后也不怎么出状况,健康良好,所以孕吐从来都不在我的"问题清单"上。在当时的我看来,这不就跟某次火锅吃多了后的恶心一样,吐一吐就好了吗?

但我发现我错了。

第一次孕吐发生在我怀孕第八周的时候。那天我和几个同孕期的朋友去听讲座,结束后刚走出门就被记者拉住了,"可不可以采访你几个问题?"

就在那一瞬间,来不及蹦出第一个字,从我的胃里突然涌上了一种无法抑制的、极其强烈的恶心感。我捂着嘴小跑冲进卫生间,对着水池一阵狂呕,其实胃里的东西没有吐出多少,但我吐了好久,等我抬起头时已经泪流满面,双腿发软。

"怪不得你学了6年电视却跑去做互联网,原来是一看到话筒和镜头就想吐啊!"闺蜜直到现在还用这个段子开我玩笑。

所以孕吐到底是一种什么样的感觉呢？

吃坏了东西或者胃部不适的呕吐，和孕期反应的呕吐，完全不一样。不消化的反胃，你会感觉胃里有不和谐的疙瘩，化开或吐出来就好了；而孕吐不是，不仅仅是胃的不舒服，是整个身体的不舒服，更是心理的不舒服。

口腔泛苦，食欲全无，浑身乏力，进食必吐……我最严重的一天吐了7回，连喝一口白开水都能引起呕吐。每吐一次，就明显感觉到你的"活力值"下降一档，直到整个人耗尽真气，疲软无力。

身体虚弱恍惚，内心却斗争激烈，一面是操心肚子里的宝宝是不是缺乏营养，一面对自己一吃就吐的孕反体质无能为力。

于是让我吃好变成了全家的头等大事，说一句"想吃小时候的面疙瘩汤"，妈妈就能打飞的过来专门给我做，发微信说"现在好想吃咱俩翘课去吃的面片"，好朋友就提前下班来到我家亲自下厨，但即便这样，当把思念已久的味道送进嘴里时，又立马化成了胃里的翻江倒海。

怀孕15周时，体重由原来的96斤下降到83斤，达到了历史最低值；脸蛋从婴儿肥变成了高颧骨，做了个纯天然瘦脸项目；活力少女变成了卧床大妈，站起来都觉得费劲。

这就是我难熬的孕初期。我特别想对读到这里的大家说：

如果你的孕初期是风平浪静，能吃能睡，自带"无事人"体质，那请接受我发自内心的羡慕和真诚的祝贺，没有经历过孕期焦虑和严重孕吐的考验，你不知道那是一件多么幸福的事情。

如果你和当时的我一样，正在经历孕期焦虑，被胡思乱想折磨，那请你放松心情，所有的问题都是存在于你脑子里的小怪物，只要你不焦虑，它就火力全无，如果你患得患失，它就会纠缠不休。

如果你和我一样不幸中招，遇上孕反体质，没有关系，虽然孕吐会让你翻江倒海，但它也会留给你更深刻，或者是更独特的孕期记忆，因为熬过了这些，你会发现，不知不觉战斗力已经高分晋级！

因为连这么难熬的事情都经历过了，还有什么好怕的呢？

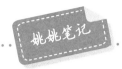

经历了一个坎坷的孕初期，我有很多的tips想和正在经历或者将要经历的大家分享，这些或多或少会帮助你顺利度过孕初期：

应对孕吐的办法

妊娠5周左右，就会有"孕吐现象"，但是有些人的反应并不严重，有些人却会持续整个孕期。孕吐是个很随机的事情，如果你不幸和我一样中招了，那请先明确一点，孕吐没有办法"根治"，轻度或中度孕吐可以用一些方法缓解，如果是剧烈孕吐，还是建议孕妈妈及时就医。

缓解有很多办法，这个时候我们可以做一些能让自己稍微好受一点的事情。

1. 准备你的"零食清单"

有些零食的确会帮助特殊时期的你做"胃部按摩"，比如苏打饼干，基本上，我孕期的桌子和包里没这个小饼干不行。

还有一些类似瓜子之类的坚果，也可以在你需要的时候帮你压压胃。

我还在孕期尝试过喝苏打水，有的朋友就完全可以接受，但我一喝就会剧烈地呕吐。所以每个孕妈妈的零食清单都是不一样的，可以多综合大家的意见，选出最能帮你缓和的那些，放在触手可及的地方，帮你安抚随时会"炸雷"的胃。

2. 尝试一些"止吐神器"

我在吐得最厉害的时候，收到了一盒止吐腕带。它的作用原理是通过对手腕穴位的按压，从而抑制或者减少呕吐感。

也不知道是心理作用还是真的有效，我戴上以后确实觉得胃里好受了许多。虽然不能非常明确地验证它的效果，但我想每个在遭受孕吐的准妈妈，应该会乐于寻找和尝试各种可以让自己好受一点的法子吧！

3. 满足一下"胃的记忆"

我们的胃是有记忆的，这和我们每个人的童年不无关系。我记得在我怀孕初期，就特别想念家乡的美食，特别是妈妈做的面疙瘩汤，无可抑制地想念与渴望，能吃到一口便能成为世界上最满足的人。

所以如果时机合适的话，可以请妈妈来照顾孕初期，不仅照顾你的身体，还能照顾你的胃。

4. 分散注意力

密集的孕吐很容易让准妈妈陷入消沉和悲观的情绪中，我人生中第一次有从"窗户跳下去"的想法就发生在这个时候。

所以这个时候准妈妈本身的情绪调节非常重要，有两个办法大家可以试一试：

一是自己调节。可以多看一些综艺和喜剧电影，或者去听一堂自己一直想听的生活类课程，或者就去网上各种买买买。总之任何能让自己发笑，或者能把自己从"想吐""将吐"这个状态里抽离出来的手段，此刻都可以试试。但要记住，千万别看任何能让你生理或心理产生负面情绪的影视作品，特别是让孕妈容易悲伤动情的内容，这个时候最好少看或者不看。

二是请家人朋友帮忙调节。首先要真实地表达出自己的所思所感，告诉家人和朋友你现在身体和情绪的特点，双方充分的理解是前提。然后可以和家人或者朋友设计一些"减压活动"，比如全家唱歌、轮流陪聊等各种活动；也可以发动身边闺蜜送上爱心大礼包，客串一把你的情感垃圾桶和八卦集合站。孕初期的你，可以允许自己拥有一些适度任性的"特权"，相信爱你的人都会理解。

5. 清淡饮食，少食多餐

无论是有轻微的恶心感，还是严重到连喝开水都会呕吐的程度，都可以用少食多餐的方式来缓解胃的压力，每次食量自我感觉适宜即可，这个时候千万别打着为了肚里宝宝的旗号，食不择量。

尽量多喝一些粥，吃一些容易消化的水果和零食，找到自己的"好感水果"，比如我孕吐期最爱的水果就是菠萝，甜味不仅能缓解我因为孕吐而产生的嘴里发苦的味觉，还能在每次吃完后有一种甜味带来的愉悦感，更神奇的是我每次恶心的时候，闻一闻菠萝的味道，是的，只是闻一闻，就能舒服很多。

对抗孕初期焦虑

1. 屏蔽干扰信息

为什么很多孕初期妈妈容易陷入焦虑呢？一是因为在能用B超等"可视"检查手段反馈宝宝各项发育数据之前，妈妈们容易因信息不对称产生焦虑感；二是孕初期是宝宝细胞分裂最快时期，是婴儿成形的重要阶段，准妈妈们会有宝宝是否发育健康、有无畸形等方面的担心；三是身份的转化，给准妈妈们带来一系列需要适应和学习的东西，面对繁杂又琐细的新生活角色设定，迈出舒适圈，进入新世界，本身也会带来相应的焦虑和未知感。

所以这个时候屏蔽干扰信息非常重要，不要在敏感时期看各种群、各种母婴APP里分享的各种"极端案例"，这除了让准妈妈情绪波动剧烈、焦虑情绪加深外，没有任何益处；屏蔽负能量信息传播源，包括总是要拿自己的苦痛经历分享给你的"祥林嫂"式朋友，包括各种带有暗示信息的视频。

在正式迎来产检前的信息真空期，对于我们准妈妈来讲，没有消息就是好消息。

2. 求助专业医生

如果你依然觉得很焦虑，依然担心肚里宝宝到底好不好，可以找专业医生做科学的问询。医生科学系统的诊治及经验丰富的应对，会让准妈妈获得较强的安全感，甚至比家人的安抚效果还要好。现在发达的互联网水平及多元的问诊服务，可以随时解决孕妈妈的"问诊焦虑"，比如我在当时就办了某个平台的家庭VIP套餐，里面含有不限次数的在线问诊，从孕期开始到现在，我对于拿不准的病症都会进行咨询，非常方便。

预防流产和生化妊娠

头3个月很重要，因为这是宝宝安全稳定着陆的关键时期。

这个时候请尽量避免旅行等有较长时间路途的活动，避免长时间乘坐飞机等交通工具，避免较大幅度的运动，饮食也以清淡和营养全面为主，不要偏食挑食。

如果有见红的症状，请即刻就医，遵医嘱服用相关的药物，有的妈妈情况严重，需要卧床或住院保胎。自然流产的发生率约为15%，身边多多少少也有朋友遇到过这种情况，也请大家在正确认知之余，接受"物竞天择"的安排。

公立医院VS私立医院

公立医院最大的优势是拥有优质的医资力量，医生有丰富的从业经验，医院有综合救治的能力，患者可以走医疗报销，生孩子的费用会相当低廉。但公立医院的劣势也很明显，个别医院的就医环境不是很理想，人多拥挤，医生在诊疗与检测过程中也无法做到面面俱到，"排队3小时，看病5分钟"的情况时有发生，每次产检都需要消耗较长时间。热门的医院孕妇建卡也比较费劲，甚至一卡难求，遇上生育高峰年，产床和医生资源都会很紧张，因孕产妇基数太大，所以得到医疗人文关怀的概率较低，很多在公立医院产检的妈妈，每次产检都会挂到不同大夫的号，所以没有一个从头至尾熟悉你孕期情况的医生，也是需要注意的一个情况。

私立医院的优势在于细致和周到的就医服务，从第一次产检到最后的生产，医生会负责整个过程，会比公立医院的大夫更加了解和清楚每个孕妇的特殊情况，整个产检和生产过程的就医体验会非常棒。当然私立医院的花费相比公立医院要高得多，而且很多私立医院遇到生产过程中较为棘手或者需要调动其他科室协作救治的这类情况，自身是没有处理能力的，还需要转院治疗，这一点，高龄的、有孕期并发症风险的各位孕妈应该多加权衡。

所以生孩子到底是选择公立还是私立医院，需要根据每位妈妈自身或者是家庭的具体情况做选择。另外还想补充一点，选择产子医院，离家近很重要，因为如果有特殊情况需要及时送医，可以保证第一时间赶到医院，不会因为交通堵塞或者路程较远酿成大错。

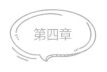

第四章

美好孕中期：孕妈的"黄金时代"

在怀孕第十五周的某天，我的胃向我发出了一种久违的信号：饿！

你能体会一个被孕吐折磨了两个月，每天在吃和吐之间挣扎的孕妈，再次感受到期盼已久的饥饿感时，是多么的激动吗？

突然没有了常驻已久的恶心感，突然身体内外变得轻盈起来，突然褪色已久的"食物库"亮了起来，突然有了"想吃这个、想吃那个"的强烈欲望，终于啊终于，我可以为了肚里的小家伙，好好地吃点东西了！

就是从这次食欲觉醒开始，我开始进入了传说中美好的孕中期。

彼时阳光回暖，蓝天衔云，从沉闷又漫长的冬季苏醒，身边的一切都充满了春的轻盈和活力。

这个时候的我，看起来并不像一个严格意义上的孕妇。肚子在宽松衣物的遮盖下，根本看不出明显的凸出痕迹，行动便利，身材依旧，体力值和精力值再次双重提升，热爱生活的心情又被重新点燃了！

不光是我的状态回升，肚子里的小家伙也在温暖的小窝里安稳扎寨，乖巧稳定，头三个月的危险期算是平稳度过了！

怪不得所有的人都期待孕中期呢，你好我好大家好的日子终于要来了！

我做的第一件事，就是和同事去青岛进行了一场团建。虽然在出发前，同事表达过对我的安全方面的顾虑，但根本挡不住我的活力和状态，一路上陪我说说笑笑地向着大海奔去。

第二件事，就是和闺蜜去了心心念念的下午茶。我这个下午茶爱好者真的是要被孕吐憋疯了，终于等到雨过天晴了，还不好好过过嘴瘾？当然这个嘴瘾并不只是美食那么简单，和好朋友一起天南海北各路八卦才是正经事！对于我这种倾诉型人格，没有比这更有效的心理减压方式了！

第三件事，就是狠狠地捯饬自己。之前闻都不想闻、看都不想看的护肤品，现在终于能补上了。想睡觉了直接去美容院做个面部护理，单纯地做个补水，美美地睡个美容觉。每天出门的衣服都要用心地搭配，谁说怀孕就要牺牲颜值的？我们是新时代的妈妈，有各种安全又方便的办法不做黄脸大肚婆。

第四件事，就是开始做孕期瑜伽。我在怀孕前就有运动的习惯，怀孕后的运动也一直在我的计划中，孕中期就是开始运动的最好时候。瑜伽真的是孕妈妈们的好朋友，外在的体态，内在的心态，每次老师要求我们向肚子里的宝宝感恩致谢时，我都能感受到一种爱意的连通。

真是一段舒服又自由的日子，舒服到让我现在想起来似乎还能闻得到空气里的花香。这段千金难买的好时光，妈妈们一定要最大化使用，因为这是你们挺着肚子享受着被别人照顾又能自我主宰的最好时光，没有之一。

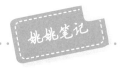

还没怀孕的时候，就听过来人说孕中期是个特别美好的存在，当我自己亲身体验过后，发现果然名不虚传！那孕中期大家可以做点什么来"打发"这段特别的时光呢？

出去旅行吧！

这大概是从怀孕以来最适合出门的时候了！孕中期的肚子还不是很明显，所以身体负担不是很重，加上之前孕吐、焦虑等症状都有所缓解或者消失，大家逐渐适应了妈妈这个角色，身心和谐，所以此刻不出去散心，还要等什么时候呢？

孕期旅行不建议妈妈一人出行，最好要有家人和朋友的陪伴；旅行半径也控制在不出现劳累感的范围之内，交通、饮食等相关配套较好的地域；不建议去传染病风险较高或者医疗资源相对贫乏的国家或城市；以休闲放松为主，避免行程安排过密、体力消耗较大的外出安排。

孕期运动推荐

如果你和我一样，有孕前运动的习惯，那么孕中期是重新捡起来的好时候；如果你没有运动的习惯，那为了几个月后的生产及自身体能做储备，这个时候也可以进行一些柔和安全的孕期运动。

首先推荐瑜伽。瑜伽真的是一项非常适合女人的运动，韧而不躁、柔而不造，帮助我们调整呼吸、舒缓身体、与肚里宝宝产生心灵交流，是种独特的放松和静心时刻。除此之外，孕妇还特别适合练习水中瑜伽，身处水中能释放、减轻妈妈自身的重量，感受被水包裹的安全感，更容易与团队里其他妈妈们产生真诚的交流，感受专属孕期的"神奇时刻"。

但瑜伽类运动也需要妈妈们特别留意，一定要找正规的、科学的瑜伽训练，孕期瑜伽与普通瑜伽不同，要求老师对于孕期关键节点及每个人的情况都要有足够的了解，进行科学的教学，以防发生不该发生的"事故"。

而孕妇水中瑜伽对于场地和水质要求很高，水质监测必须达标，池底和池壁也需要铺有防滑材料等，就连北京这样的城市也只有几家可以提供服务，更别提其他地方了。所以这些都需要正在寻找孕期运动的妈妈们注意。

其次是散步。这是项对运动场地成本要求极低的运动，每个妈妈在自家的小区里就能完成，妈妈们不用过度追求步数，在早晨或者饭后走20分钟左右就差不多了。散步虽然是个安全的有氧运动，但也要做好准备，换上舒适的鞋子和衣服，做好防晒，当然还要小心小区里的狗狗，孕期被狗狗咬是件非常麻烦的事情，千万要小心。

最后还有孕妇操或有氧操。孕妇操和瑜伽的作用一样，帮助妈妈们舒缓僵硬和松弛的肌肉，增加身体供氧量，更棒的是每次运动完以后，多少会有助于睡眠的改善，帮助妈妈们更好入眠。

提前预防妊娠纹

妊娠纹是个让妈妈们都避之不及却不得不重视的话题。虽然妊娠纹多出现在孕后期，但在中期的时候，我们的预防工作就可以展开了。

妊娠纹本质上是由于孕期荷尔蒙和后期不断增大的胎儿的影响，给皮肤带来了巨大的扩撑，使皮肤的弹力纤维和胶原纤维断裂或受损，从而出现的一些刚开始是红色或者紫色，后期会变成白色或者灰色的纹路。

妊娠纹很大程度上是不可逆的，一旦形成，让其消失的难度很大，所以我们从孕中期就可以着手为了防止它的出现做准备了。

每天清洁皮肤后，在妊娠纹容易出现的包括肚皮、腰臀及大腿等地方，抹上防妊娠纹乳霜（油）或者其他孕妇可用的润肤霜（油），增强皮肤和肌肉的弹性，促进皮肤新陈代谢和局部循环，增强皮肤延展性。

保持运动的习惯，增强皮肤弹性及肌肉耐力；饮食上多摄入含有丰富维生素、矿物质、胶原蛋白的食物。虽然妊娠纹有很大程度是遗传及个体的因素，可能有的人什么都不做，生完宝宝肚皮都光亮无痕，有的人从一开始就抹抹抹，最后还是一肚子留痕。但我们已有了正确的认知、认真的防护和准备，至于长与不长，长多长少，我们就心态平和地静观其变吧。

可以使用哺乳内衣了

从孕中期开始，胸部会逐渐变得又大又重，这个时候就别再穿孕前的带钢圈、过度塑形的紧身内衣了，换一个哺乳期内衣，虽然造型功能差了点，但舒适度提升得可不是一点半点。

肚子已经很辛苦了，就别让胸部跟着受束缚了。

孕期护肤

首先是要做好防晒。孕期皮肤是非常敏感的，对于紫外线的吸收非常"积极"，加上孕妇需要多出去走走，所以接触光照的时间更多、频次更高，我身边因为怀孕变黑、长斑的妈妈不在少数，所以一定要备一瓶孕妇可用的、成分安全的防晒霜，每天出门的时候都提前涂抹，特别是脸颊、脖颈等紫外线易触达的地方，除此之外，要戴好帽子、穿好罩衣，这些物理防晒也不能少。

其次是要做好保湿。孕期要谨慎使用美白、除皱类产品，因为美白防皱类的产品多半含有维A衍生物、水杨酸等一系列有致畸、流产风险的孕妇慎用或禁用成分，虽然市面上也有同类产品宣传孕妇可用，但我个人建议孕期还是先暂停这些变美工程，安全为先。孕期的护肤其实做好补水就足够了，一是有助于皮肤的基础保湿，二是可以防止因孕期皮肤状态不稳定而产生的一些长痘、水油失衡等问题。如果是对护肤品气味敏感的妈妈，我个人更建议选择日韩系保湿护肤品，因为欧美的产品普遍对嗅觉刺激较大。

最后要减少触碰彩妆的机会。除了不得不需要使用彩妆的场合或活动，孕期要尽量减少使用类似粉底、腮红之类的彩妆，特别是口红，挑选和使用上一定要慎之又慎。

总之，孕期可以不化妆，但不能不护肤，更不能因为怀孕了就把自己的"面子工程"遗忘了，内外兼修，说的就是我们这个时代的妈妈们。

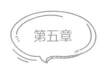

第五章

生产准备：我的紧急剖腹产

秋末冬初的一个周末，云层很厚，清冷的小风吹着，我突然特别想吃火锅。

此刻我已经怀孕34周了，整个人像个大火炉一样，我只在里面穿了一件T恤，外面套了一件粗线开衫毛衣，在风已经可以把脸吹得冰冷的季节，挎着吴Sir的胳膊，跑去吃火锅。

孕妇大胃王的属性暴露无疑。一顿火锅结束，我觉得自己还没有吃饱，嚷嚷着要下楼再买个汉堡吃。

一推开火锅店的门，一股冷风就钻进我还留着火锅味的毛衣里，顺着刚才吃出的脖颈和后背上的汗珠，趿溜钻进了我全身的毛孔里。

当天晚上，我光荣感冒了。首先是嗓子疼，接着发起了烧，我一边懊恼自己的大意，一边采用最安全的物理疗法——捂汗，但这一招并没有起什么效果，捂了一晚上，第二天起床发现又加重了。

由于害怕去医院要用药会对孩子造成不可逆的伤害，我依然没有选择去医院。在硬扛了两天之后，记得是一个周二的早晨，我大出血了。

之前的28周检查，我一直是胎盘前置状态。或许我太过自信，也太过大意，并没有把这个问题想得太严重。但事实是，这次的确很惊险。

出血出得太突然，我的床单被染红了一大片。我一边叫我婆婆帮忙找卫生巾，一边叫老公收拾赶快去医院。婆婆在外面喊："找不到啊！"

这才想起刚怀孕的时候把自己囤的所有卫生巾全都打包送女友了。

于是我在早高峰的时候，在宇宙最堵后厂村路上挪向医院。一路上故作镇定，但也预感到今天去了医院，估计就不能很快出来了。到医院后直奔急诊室，护士显然很有经验，一看我这大肚子，还拿手捂着，腰都直不起来，赶快推出了轮椅，并由专人直接推我去了5层产科。挂了当天门诊医生的加号，医生询问完情况直接叮嘱一名护士："送去产房找主任。"我就晃晃悠悠地被推到产科住院部了。

推到住院部，护士立刻报告主任有个胎盘前置流血的产妇。

早上8点30分，我被推进了检查室，呼啦啦围上了好多医生和护士，那阵势！由于流血太多，我的裤子都是被剪开的，我瞥了一眼扔到垃圾箱里的内裤，除了前面一点是原本的颜色，其他的地方已经完全被血浸透了，更可怕的是，此刻我竟然还在流血，这让原本还存有一丝保胎奢望的我完全放弃了，特别是护士已经在我左手和右胳膊上扎完直流针头、插完尿管之后，我就知道我今天肯定要剖腹产了。

等待安排病房，运气还不错，是我想要的单人病房。换病号服，核查姓名。做完一系列准备，医生说，等上一个手术结束了就是你了。

老公跟家人挨个电话通知，不知道原本还在上班的老妈听到电话说"姚姚马上要手术了"是什么心情，反正是后来才知道慌慌张张地竟然买错了转机航班。婆婆在家收拾好我的衣物和其他用品，不过最遗憾的是刚下单的待产包才刚刚发货，肯定是用不上了。一向不爱自拍的吴sir跑过来和我自拍了一张，后来才知道拍照前主刀医生已经和他单独谈过，告诉他我产后大出血的可能极大，已经准备好了2000cc的血，做好接受各种术后并发症的准备。

紧接着就有医护人员推着床喊着我的名字来接我了，又问了一遍我身上还有没有其他物件，有没有吃饭喝水。接着我被挪上了移动病床，要去手术室了。

在被推往手术室的路上，我没有紧张，倒是有些好奇，甚至有些期待。毕竟这是我人生中第一次体验做手术这个神奇的事情。

我被送入了一间很大的手术室，里面已经有至少7个医生了。他们在轻松地聊着天，显然也是刚刚结束上台手术。

看着医生们收拾妥当，就准备要打麻药了。麻醉医生让我向右侧躺，弓起身子。当时我已经做好准备，调动起全身最强的忍痛耐力，因为之前在网上看大家说打麻药是最疼的。

可是直到医生把我翻过身扳平躺床上了，我都没什么感觉。

但接下来的事情，是我在之前的所有经验帖里没有看到过的。我开始不可控制地发抖，真的是不可控制。腿抖身体抖，连嘴唇、牙齿都在抖。医生问我怎么抖得这么厉害，我说我也不知道啊。医生说待会儿盖上床单就好了。果然，盖上床单，我身体平静了好多。

接着医生在我身上铺满了各种布单，在这之前我虽然一直躺在手术台上，但我能通过头顶无影灯的反光看到肚子，直到医生在我的脖子前架上了一个支架并盖上了布，我的视线就被彻底地隔离了。

按照我原本心里的脚本，医生会先戳一戳我的腿，问我"有感觉吗"，我说没有感觉，然后他再下刀。

但这件事情的神奇之处就在于，当我还听着主刀医生和助理医生兴致勃勃地讨论职称考试的事情时，想着他们至少还得等麻药起效再告诉我做好准备时，我竟然听到了一阵类似被门挤了的小鸡的叫声！不对，是孩子的声音！

"是我的孩子吗？"我抬起头朝下看，但我发现我的手被捆在支架上了。

"是我的孩子吗？！"我把头扭过去，问在我斜上方一直监控我麻醉情况的大夫。没有人回答我，但就这一回头，我看见左边的操作台上，有一个全身通红的小婴儿在张着嘴巴、小手摇摆，两个大夫正在做清理。

没错，这就是我第一眼看到茉莉的情景。

还在诧异中的我完全没有反应过来，直到茉莉被抱来我眼前。"看看你的孩子，男孩女孩？"

皮肤红润，头发湿漉漉，被裹在被子里。

"男孩还是女孩啊？"医生打开了包被，把她的小腿在我脸上蹭了蹭。"女孩"，我有些想哭的感觉。

没错，这是我第一次和茉莉的身体接触。柔软、温暖，时至今日记忆依然鲜活。

我抬头看了看病房里的表，11:59。也就是从我打上麻药到茉莉被抱出肚子，只用了20分钟不到。

医生给我看过茉莉后就直接送她去了NICU（新生儿重症监护室），我躺在手术台上，心想手术应该马上结束了，毕竟孩子都抱出来了！当时还在心里嘀咕这也生得太快了，但不知真正考验忍耐力的还在后面。

先是听到了吸管在抽出肚子里羊水还有其他东西的声音，接着我感觉到了肚子被挤压和拉扯，没有提前做功课的我根本不知道剖腹产伤口至少要缝合7层之多，以至于接下来的时间真的是度秒如年。

先是有强烈的反胃感，告诉医生我想吐，医生说把头侧过来，还好只是有恶心的感觉并没有真的吐出来。接着是肚子被各种翻捣、按压，不疼但却是一种让人非常不舒服的感觉。特别是在医生检查卵巢有无囊肿的时候，麻药可能对最深的器官药力有限，我是真真切切地感受到了器械在体内操作的感觉，急忙给主刀大夫说赶快结束吧，医生也非常及时地给予了我安慰。有点不安，有点心慌，最终还是熬过了这段时间。

当然现在回过头看，其实保持头脑清醒上手术台，对自己的心理挑战是很大的，因为你全程参与了自己"被手术"的过程。怪不得有很多孕妇会求医生给自己全麻。

13:30终于出了手术室，也就是说生孩子用了20分钟，缝合肚子花了一个小时。

当手术结束被推出去的时候，我心里舒了口气。终于完成了我最期待的时刻，我真的是妈妈了！

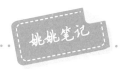

孕晚期的重点任务：预防早产

早产是指孕妇妊娠期满28周，但是未满37周就提前分娩，属于妊娠并发症的一种。

导致早产的因素有三类：一类是疾病原因，如妊娠高血压综合征、羊膜感染、子宫肌瘤等妊娠期合并急性或者慢性疾病；二类是孕妈妈身体原因，如旅途劳累或是环境变化带来的内分泌紊乱、心理及情绪波动带来的身体反馈、不良的生活习惯或者工作的制约等；第三类来自胎儿自身，像我这样的胎盘前置或者早剥、胎位异常等，这些因素均可导致早产。

对于跟我一样胎盘前置或者在孕检时就已经查出有早产风险的妈妈，在孕后期千万不要掉以轻心，别犯我犯过的错误：既没有做足够的功课，了解胎盘前置的风险，也没有在后期做好充分的防止早产准备，导致茉莉早产一个半月，每每提到这个，我都后悔不已。

除了更加精心地观察孕后期的胎儿和自身状况外，一方面需要遵医嘱按时进行产检，33周开始，产检变为每周一次，增加胎心监护仪等检查设备，便于医生和孕妈了解更加动态和详细的数据，怀双胞胎或多胞胎的妈妈尤其要多加注意。

另一方面，妈妈自身要对身体感知更加敏感，避免劳累和外来刺激，注意自身周围环境的安全，作息规律，减少工作量，饮食也要避免摄入活血或者刺激子宫的食物，重要的是心态一定要平静温和，情绪要稳定。

最后还有一点很重要，需要和家人时刻做好待产准备，提前整理好待产包，准备好相关证件，准爸爸可以提前规划好紧急情况下的交通路线，和家人一起提前做好"待产计划"。

顺产和剖腹产哪个好

几乎每个妈妈都在顺产还是剖腹产这个问题上有过纠结和犹豫，但事实情况是，这个问题的答案决定权是在医生手里，只有具有明确剖腹产手术的指征，孕妇才可以被推上剖腹产的手术台，其他无手术指征的产妇，医生会指导和陪伴进行自然分娩。

所以作为过来人，我想告诉孕妈妈们，与其想太多到底是要顺还是要剖的问题，还不如多了解顺产和剖腹产各自的利弊都有哪些，为自己和宝宝提早做好准备：

1. 顺产的好处

对于妈妈来说，顺产恢复快，很快就可以下床活动，进行开奶，发生产后出血、产后感染的情况较少，住院时间较短，可以尽快进行产后恢复。

对于宝宝来讲，在经历宫缩的时候，宝宝受到的挤压可以锻炼心肺功能，有助于肺泡的扩张，建立自主呼吸能力，呼吸道内的羊水和一些排泄物也会一同被挤出去，新生儿湿肺并发症、吸入性肺炎的发生可大大地减少。

2. 顺产的弊端

一是不可避免的阵痛，目前虽然有无痛分娩可以缓解，但多数妈妈还是会经历刻骨铭心的产前阵痛；二是阴道撕裂和松弛，撕裂后会面对缝合的感染、不适等，松弛会导致日后有漏尿、性生活障碍；三是生产过程中娩出的不确定性也增加了宝宝发生面部破损、骨折等的概率。

3. 剖腹产的好处

剖腹产最大的好处是降低孕妇产前及产中的疼痛度，直接避开让妈妈们都心有余悸的产前宫缩及产中的撕裂疼痛感；其次是剖腹产手术可以缩短产程，预防分娩时间过长导致的宝宝缺氧等问题。还有一个好处是，如果孕妈妈刚好有卵巢、子宫、腹腔等其他的妇科问题，比如囊肿等，可以在剖腹产手术时一并进行治疗。（例如我就在剖腹产时，请医生一并查看了孕前检出的巧克力囊肿的问题。）

4. 剖腹产的弊端

剖腹产毕竟是场手术，相较顺产妈妈，留下疤痕是一定的，而且不止在肉眼可见的皮肤上，内部器官包括子宫等也会留下疤痕，一是增加了器官粘连的概率，二是对再次妊娠也增加了难度系数，受孕囊一旦着床在疤痕上，将面临疤痕妊娠极其凶险的产科急症。而且剖腹产术后需要一段较长时间的恢复期，无论是对于产后妈妈的活动、下奶还是自身恢复来讲，都不如顺产妈妈来得更为方便和顺利。

对于剖腹产出生的婴儿来讲，没有经历有规律的宫缩，肺部没有得到挤压与扩张，患上湿肺的概率较大。也没有经过妈妈产道的菌群接触，所以抵抗力也相对较差，易感染、过敏等。另外，也有各种资料表明，剖腹产孩子易感统失调，安全感差，注意力不集中等。

还有，医生建议剖腹产妈妈最好间隔2年以上，才能确保再次怀孕的安全性。不仅是再次怀孕的风险大，做人流的风险也大。

总之，无论采用哪种方式生产，都是具有风险性的。生孩子从来就不是件容易的事情。了解各种分娩方式对应的利弊，做好充分的准备和应对，我们尽人事，听天命。

待产包最有用的东西有哪些

茉莉的预产期本来是12月1号，我赶在12月之前的双

11，给自己下单了一套待产包，后面的结果大家都知道了，待产包还没发货，茉莉就提前跑出来了。

搭配的预产包东西挺丰富的，从我自己的使用角度看，待产包里最实用的物品如下：

1. 隔尿垫/产褥垫：要那种术后隔尿垫，很实用，因为剖腹产后还插着导尿管，没法下床活动或者穿内衣，并且产后前几天，恶露的排出量还是很大的，所以这种医用隔尿垫头几天会很有用。

2. 成人尿不湿/姨妈巾/女士卫生纸：拔了导尿管就可以用姨妈巾了，除了产后头几天恶露量大之外，越往后整个量会越来越少。我看到很多妈妈会为产后卫生巾是否需要特别准备而纠结，我个人觉得平时买的卫生巾长度和容量，是完全够用的。那种带计量测量的姨妈巾我也没有用上，因为产后排恶露没有出现异常情况。所以一定要提醒大家一句，产后的妈妈和家人，一定要注意观察恶露的排出量和性状。如果产后持续排恶露时间过长（超过6周）或者排量较大（超过500ml），要及时寻求医生帮助。

3. 带吸管的保温杯：这是剖腹产妈妈必备的工具之一。一是一定要有吸管，因为术后基本没法坐起来，需要躺着喝水；二是一定要保温杯，术后都不会大口喝水，需要少量但频次高地补充水分，所以准备能保持水温的保温杯是很重要的。

4. 电动双边吸奶器：如果是宝宝在身边的妈妈，可以在哺乳之余，用电动吸奶器继续保持吸吮，增加奶量；如果像我一样，宝宝一出生就被送去NICU了，那电动吸奶器不仅是开奶和产奶的必需品，还是化解涨奶和肿块的大救星。

吸奶器建议买双边电动的，一是节约时间，两边一起下；二是节约力气，手动的是真的很累，特别不适合初开奶的妈妈，更不适合奶牛妈妈。最后的最后，想告诉大家，买吸奶器不要图省钱，因为好用不好用，只有妈妈自己知道。

5. 冲洗器：产后要特别注意私处卫生，而且注意不要用湿巾去清洁，更不要用盆水清洁，需要用流动的干净水源进行清洁。冲洗器不仅可以帮妈妈做私处清洁，也可以帮宝宝冲洗屁屁，甚至我看到还有人用来冲洗鼻腔。在保证干净无污染的情况下，它的用途很广。

6. 产后收腹带：术后医生嘱托家人买两样东西，一个是疤痕膏，另一个就是收腹带。医用收腹带和我们大家熟知的那种一片式粘贴收腹带不同，是多层纱布条状的，使用它的目的在于保护伤口。在月子中我换成了一片式的收腹带，除了保护伤口之外，我也希望管理一下辛苦了一个孕期的肚子。收腹带不建议一直佩戴，在吃饭和睡觉时可以摘下，在平时活动时戴上即可。

7. 哺乳内衣及睡衣：睡衣建议至少备3套，因为产后会出汗出到让你怀疑人生，每天换洗一套，留一套备用刚好。哺乳内衣的作用就更大了，基本上会陪伴妈妈们整个亲喂期，最好选择抗菌材质的哺乳内衣，给宝宝口粮安全把好第一道关。

最后，别忘记提前将入院所需要的证件准备好，最好装到一个文件袋里，这样紧急情况下找也方便。其他的像盆骨带、冷热敷袋、棉签、棉球、防溢乳贴、马桶坐垫、纱布、一次性内裤等，是重要非必要的物件，大家可以按照自己的需求进行购置和准备。

对于宝宝来说，待产包里需要准备的东西有这些：

1. 新生儿衣服：一般建议备三件，和尚衣和蝴蝶衣更实用，连体衣比分体衣更方便。新生儿贴身衣服材质要特别注意，选择纯棉材料、符合国家质检标准的品牌和衣物为佳。

2. 纸尿裤：一般的妈咪都从NB号买起，但如果有像茉莉这样，出生体重低的早产儿，需要买专用的早产儿纸尿裤。每个码数都不建议囤太多，因为宝宝们的成长速度都是不一样的，如果有朋友要送，或者是有促销活动要多购入，建议将码数分散囤货。

3. 裹被：从产房将宝宝抱给家人看的时候，就需要裹被。一般医院有包括新生儿衣服、被子等在内的一个产包，如果大家来不及准备的话，可以在医院直接购买。

4. 奶瓶：奶瓶有必要备着，因为不可能所有宝宝都能实现亲喂，所以在确定宝宝的喂养形式之前，做好准备总是好的。

5.奶瓶消毒用具：清洗消毒奶瓶需要奶瓶专用洗剂和蒸汽消毒锅，宝宝入口的东西一定要消毒到位，新生儿抵抗力差，如果因此造成感染，是件让人懊恼且难过的事情。

除了吃喝拉撒、穿衣睡觉这些必备工具之外，另外如摇铃、奶嘴、指甲刀等工具，视每个父母的选择而定。

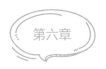

第六章

月子休养：坐个像皇后一样的月子

　　我和吴sir在怀孕之初就达成共识，将来生完孩子不在家坐月子，直接去专业的月子中心。

　　为什么要去外面坐月子？怀孕之初，我们面对这个即将到来的小生命，以及随之而来的家庭的变化，非常的无助、迷茫：孩子出生后要怎么照顾？能在鱼目混珠的家政市场里找到一个好育儿嫂吗？月子里的饭和营养怎么保证？因为宝宝而聚拢的一大家子人要怎么在有限的空间里周旋得开？鉴于未知和不确定带来的焦虑，我们最终索性决定把这些事情交给专业的机构去做吧！于公于私，我都想趁着这难得的假期，好好地养精蓄锐。

所以一拍即合，特别是交定金的时候还碰巧吃了一份特别精美的月子餐，让我整个孕期都对入住月子中心充满了小小的期待。

结果这个期待来得早了点，茉莉小朋友让我提前一个半月就住进来了。

我记得自己在大冬天被裹得跟个粽子似的被轮椅推了进来，进了房间后看见了大床旁边的小床，我的眼泪就掉了下来。

"把这个小床搬出去吧，宝宝又不在。"我流着泪说。此刻茉莉还住在离我20公里开外的医院NICU。

"好的，宝妈，你不要哭，宝宝很快就会回来的。"我的经理边安慰我，边把小床抬了出去。

其实这只是我眼泪泛滥，准确地说是我产后抑郁的冰山一角。

没有茉莉在的日子，我成了月子中心里为数不多的、坐空月子的产妇之一。看着隔壁的宝宝被接去洗澡了，流泪；看着吴sir从医院偷偷隔着保温箱拍回的照片，流泪；一个人坐在饭桌前准备吃饭，流泪；看着镜子里满脸黑斑和肿胀，还是忍不住流泪。

　　我在努力地告诉自己不要哭，哭了就会奶少，宝宝就会饿着。但是很奇怪，我明显感觉到自己是无法控制自己的情绪，甚至我的心里明明白白知道自己不能哭，但一秒过后，我的眼泪依然还会滴答滴答流出来。

　　在这场与激素的对抗里，我明显有些吃力。

　　于是我上了客户经理的"重点花名册"，这是整个中心最为重视的产后抑郁产妇名单，这个名册上的宝妈需要被"重点"照看，怕大家想不开，甚至做什么傻事。

　　每天我的经理都会来和我聊很长时间的天儿，起初我很反感，我不想和别人说话，也不想听别人和我说话，更不想听我都懂但是做不到的大道理，但后来慢慢地，听经理讲了很多宝妈和宝宝的故事后，我的心情竟然慢慢地明朗起来。

　　我听到了一对现在活跃在荧屏上的夫妻，他们的宝宝在32周早产、体重不到4斤的情况下健康成长的故事；我听到了和我一样胎盘前置，术后大失血，相当于把全身血都换了一遍的宝妈有惊无险的故事；我听到了很多早产宝宝在经过精心护理后依然各项指标正常甚至发育优异的故事；我听到了很多我从表面上看不到，但却实实在在发生了的，那些妈妈与孩子的故事。

"你看有那么多情况比你还糟的人，他们最后都很好，你有什么好担心呢？"经理安慰我说。

是啊，好的坏的，都将会过去，不是吗？

终于在等待了9天之后，蒙医院恩准，茉莉可以回到我的身边了！

在真正拥有她的第一天，我守着她的小床一直看着她，甚至到了晚上还信誓旦旦地告诉家人："你们去睡！我舍不得睡。"

记得那天我写下了这么一段话：

你真的太美了，天使都比不上你。

在你面前，我连呼吸都变得谨小慎微，怕自己的污浊之气污染你。

你的每次翻身、每个梦呓，都是我的灵醒时刻，怕你着凉、怕你饿着、怕你睡不好。

在你小小的脸庞和身躯面前，心甘情愿成为你最忠诚的仆人，为你，千千万万遍。

请理解这个当妈的矫情吧！因为此刻对于我来说，是一种拥有了才会知道的幸福。

随着茉莉成功地帮我度过了短暂的产后抑郁，我真正开始了像皇后一般的月子生活。

一日六餐，餐餐贴心，营养搭配和食物美观都是经过厨师团队精心调配过的，之前在网上看到的无油无盐食不下咽的月子餐根本不存在，我每次盼开饭都像每周等综艺节目一样兴奋。

产后护理，舒服放松。楼下有专门针对产后的护理，我记得我第一次去做头部护理，理疗师告诉我我的头皮都是紧的，很多新手妈妈都会出现这样的问题，需要我好好地放松下来。

产后锻炼，立马跟上。月子中心有定期的瑜伽课，妈妈们可以视自己的身体情况和哺乳时间决定是否参加，我基本上全了可以上的课，因为产后瑜伽对我相当有作用，是月子期间难得的和自己身体共处的好时候。除此之外，我的妇科大夫还教了一套产后锻炼操，每天在床上就可以完成。

宝宝护理，专业安全。每天早晨宝宝都会被接去洗澡量体重，每次宣布体重比等待高考成绩都要紧张，每天的抚触与规律的喂养，都为我这个新手妈妈减轻了不少的负担。

我想我坐了一个好月子，这点从我快速的恢复和茉莉早产良好的护理就能看出来。

我记得之前和一位从加拿大回国的华人朋友聊到过坐月子的事情。他始终无法理解，外国人生完孩子照样喝冰水干重活，不在家卧床，不忌口不禁足，为什么到我们这里，坐月子这个事情就变得非常复杂呢？

对于一位常居国外的未婚男士的这个问题，我只回答了一句：怀孕很累的，我们得好好缓一缓。

如果你是一位即将迎来宝宝的准爸爸，我想对你说：如果你不能分担妈妈在孕期和生产时的身体压力，那请你尽可能照顾好她的月子期，你的妻子值得更好地被对待；如果你是一位正在幸福地孕育着宝宝的妈妈，那我建议你：好好地安排你的月子，因为你拥有这样能进行"二次修复"的机会并不多，好好地对你和宝宝的健康进行投资，时间会证明你的选择非常值得。

写到这里，我觉得应该说明一下，怎样安排月子因人而异，月子中心不是非去不可，一定要视家庭的经济能力和主观意愿而定。地方虽然不同，但我们坐月子的目的是一致的，那就是让妈妈好好休养，让宝宝好好成长。

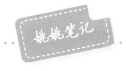

月子期很重要

无论是30天的小月子，还是42天的大月子，坐月子的根本目的在于让经历了漫长孕育和生产的妈妈们"身心复原"，这是妈妈们的一个专属假期，也是修身养性的最好时候。

产妇机体和生殖器官的复原期为6～8周，好的休养与恢复能让妈妈们的身体"弥旧伤，复新位"。在生产过程中，妈妈们因分娩过程消耗体力精力，带来身体虚弱、抵抗力下降，十分有必要进行一段时间的复原和休养；从心理角度来讲，产后妈妈们随着激素的回落及面对新生命的各种复杂情绪，需要一定的时间来消化和适应，月子期恰恰是必要且合适的时间。

现在意义上的坐月子，已经和之前祖辈们的坐月子完全不一样了。无论东西方关于坐月子的观点有多少差异，我个人及我身边的绝大多数妈妈，都经历并认可月子期休养的必要性和重要性。所以不要提到坐月子，还是脑海里之前被黑化的那种方式。坐个好月子，是让身心"二次革命"的难得又珍贵的机会。

选择月子中心要注意什么

1. 建议选择属于医院体系、资质齐全的正规月子中心

市场上的月子中心滥竽充数的不在少数，特别是当看到哪里又爆出月子中心出事的新闻，更是让我们这些妈妈捏把汗。所以如果你决定了要去月子中心，那建议你选择有医院背书或者本身就是医院自建、资质齐全，并且配有持证医生的正规月子中心。不建议大家去那种随便在宾馆里找几个房间，招收几个小护士就自称月子中心或者会所的地方，正规、专业、服务好，这几个指标很重要。

2. 建议实地考察

不要太相信各路广告中的天花乱坠，在预定前一定要去月子中心所在地实地考察：一是看环境和交通，是否

便利，是否吵闹，是否有利于产妇和宝宝休息；二看资质与背景，属于哪个医院体系，是否有包含母婴护理服务的营业执照，合同范本是否正规，内容是否齐全；三是看设施和细节，是否有交叉感染的预防管控，是否消毒严格且到位，是否是点光源的灯，婴儿床边缘部分是否光滑，是否有24小时宝宝可视监控设备等；四是看孕妇入住安排，是否按照产妇产后恢复的节奏安排饮食，饮食是否多样且营养，是否有孕妇产后抑郁应对策略，是否有足够的活动安排等。这些都需要我们事无巨细地观察记录，为我们选择与否做重要参考。

3. 重点留意合同中有争议的条款

首先是明确价格，确保价格透明，无隐形消费和二次消费；其次明确时间，月子中心一般价格都不便宜，28天和30天都有较大的差别，所以入住和离开的时间需要精确确认；最后是明确特殊情况下的责任主体及费用划分，比如不幸在签约后孕妇流产，费用是否能全额退还，孩子早产或其他母婴分离情况下的费用结算，产妇和宝宝在入住期间发生医疗事件的责任划分等，都需要重点且详细地咨询与确认。

月子餐怎么吃

月子里的饮食需要特别用心的安排，这关系到妈妈身体的恢复及宝宝的奶水问题。

第一阶段关键词：排瘀（第1~7天）

产后妈妈还在排恶露的时期，产后虚弱，食欲一般，加上开始涨奶通奶，这个时候以流食或半流食开始，清淡为宜。推荐食用目前妈妈们接受度都很高的生化汤、猪肝汤。

第二阶段关键词：通乳（第8~14天）

经过了产后的恢复，很多妈妈的重心开始调整到泌乳量上。除了保证睡眠和勤吸勤喂之外，多补水是妈妈们需要注意的，建议大家多喝煲汤，这是个既补充营养又补充水分的好办法。我记得当时是用那种煲汤的小锅，一顿饭喝一锅汤，亲喂的妈妈们为了奶量真的会很拼。

第三阶段关键词：调理（第15～28天）

妈妈们可能会出现一些便秘、肤色不均、虚弱、精神紧张等问题，这个阶段可以利用食补，多补气血，润肠通便，调整好状态。多吃些水果，喝些酸奶，注意常温食用，少吃冷冻食品。

第四阶段关键词：美颜（第29～42天）

后期食补的重点可以放在美颜、美肤、补气上来了。可以适度进补燕窝、木瓜炖系列，当时我每天早晨会喝当归黄芪汤，坚持补气血。

有几个特别要注意的点：

1. 需要少食多餐。我在月子里的常规饮食是6顿，晚上如果妈妈自己愿意，还可以加第七顿宵夜。少食多餐的原因在于，孕期子宫对于其他器官，包括肠胃造成的压迫，需要时间慢慢恢复。少量食物有利于减轻肠胃负担，多餐则可以保证营养。

2. 你会边吃边流汗。月子期不仅睡觉出汗多，吃饭的时候出汗会更多。我经常是喝完汤后全身就湿透了，这是正常的现象，所以建议在吃完后，在保证自己不会着凉的前提下，换洗清洁。

3. 适度进补。月子期需要好好补身体，但这个进补也需要有度。我身边就有一个真实的案例，我的表姐剖腹产以后，她的妈妈为了给她补身体，让她连着喝自己炖的很油的老母鸡汤，结果把还在病床上的表姐给喝得拉肚子不止，又遭罪又麻烦。所以月子进补，要注意适度适量，不要自认为觉得对宝宝或者妈妈好，就多吃多补，结果事与愿违。

月子里可以做什么

有的妈妈可能会和当初的我一样，为这个漫长的月子里能做点啥而发愁。确实这个月非常特殊，那我们该做点什么呢？

1. 睡觉很重要

月子里睡眠是件重要的事情，一是有助于妈妈的身体恢复，二是有利于泌乳。睡好了你会发现奶量就真的上涨了，睡不好或者月子里情绪不好，挤出来的奶就少。那妈妈们应该怎么睡呢？有个最简单的办法是保持和宝宝的睡眠同步，宝宝睡你就睡，宝宝醒你就醒，如果实在睡不着，也建议躺在床上闭目养神。

重要提示：月子里睡觉要特别注意姿势，一旦侧睡把乳房压得太多或者时间太长，很容易形成肿胀结块，搞不好会变成乳腺炎，极其痛苦。

2. 定时挤奶很重要

刚开始的奶量会少得可怜，我当时坚持每隔2个小时，就用电动吸奶器吸一次，宝宝喝不完就用储奶袋存起来。长久下去，大脑会形成高频次的排空记忆，奶量也就慢慢地追上来了，最终变成了一个大奶牛。所以在月子里，睡醒了就记得定时挤挤奶，会帮助你泌乳越来越顺利，不知不觉就给宝宝攒好口粮。

3. 给宝宝做抚触、洗澡

新生的宝宝代谢旺盛，分泌汗液油脂多，加上大小便次数较多，所以如果有条件，最好每天清洁洗澡。妈妈可以和家人或者护理人员一起，参与每天给宝宝洗澡的过程，洗完以后可以给宝宝进行抚触，帮助宝宝进行运动与舒缓，相信我，这将是一段非常美好的时光和记忆。

重要提示：从宝宝和宝妈安全角度考虑，不建议月子期的妈妈单独给宝宝洗澡，特别是剖腹产后伤口还未完全恢复的妈妈，容易发生体力不支、晕倒等紧急情况，应该让家人或者护士来负责清洗，妈妈负责当帮手。

4. 记得做产后瘦身操

月子里可不是光躺着就好了，身体恢复得差不多了，就可以做做产后瘦身操了。月子操一般比较柔和、强度也不大，妈妈们要根据自己的情况，循序渐进地捡拾起因孕期而产生惰性的身体运动记忆，为产后恢复做好准备。

注意：剖腹产的妈妈一定要等伤口完全恢复才可以进行锻炼，顺产妈妈也需要注意撕裂伤口的恢复，千万不可为了早点瘦身而操之过急，做并不适合自己当下情况的运动。

5. 管理好"屏幕时间"

虽不至于月子里严格禁止使用屏幕，妈妈们可以正常使用手机、平板，但不要过度。

的确，生完孩子各个器官都会变得敏感一些，我在月子中发现，长时间看手机，眼睛的干涩和模糊感要比之前明显得多，所以还是不建议大家长时间或者高频次地接触手机，包括看书在内的、有过度用眼可能性的场景，都需要管理起来。

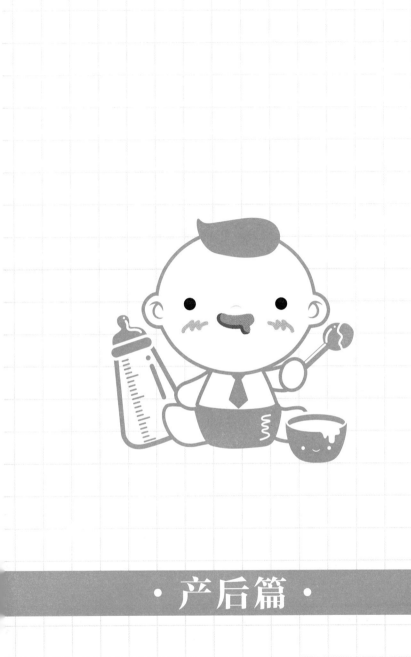

· 产后篇 ·

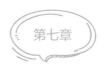

第七章

产后瘦身：这个虎背熊腰的胖子是谁

　　生完茉莉的第七天，我实在忍不住了，不顾老妈的反对，给伤口贴上了防水贴，美美地洗了一个热水澡。

　　洗完后站在镜子前，我终于能第一次正视"卸货"以后自己的身形。

　　先是有点惊吓，然后有点懊恼，最后有点焦虑。

　　因为此刻镜子里，是一个上身魁梧、腰腹有赘肉、大腿粗壮、脸上有很多斑点的"黑胖子"。

　　在怀孕前，我一直以瘦子的姿态习以为常地度过了二十多年，百吃不胖的体质让我在任何高脂高热的食物面前百无禁忌，威胁系数于我来讲，几乎为零。不忌嘴不控体重，老天赏饭吃，习惯成自然。

怀孕后也是一样，没有忌嘴没有控量，释放天性。结果整个孕期一共长了40多斤，不算特别多，但也绝不少。要不是茉莉小姐心疼妈妈，提前出来报到了，估计还会长得更多。

即便是这样，我依然为我的身材变化之大烦恼不已，更别说那些体重增长更多或者形体变化更大的妈妈们。

所以说怀孕要牺牲的不仅仅是身材，但这个问题却足以让你头疼很久！

等伤口长好后，我做的第一件事是把生产前的衣服穿了一遍，除了宽大的衣服套上没有压力之外，孕前常穿的收腰的裙子、紧身的裤子，但凡稍微有点身材要求的衣服，全部都是绷上去的！

绷的部位不仅仅是肚子、屁股、大腿，连肩膀、大臂和脚丫子，甚至是我的手腕，都膨胀了一圈。

"我也有今天啊！"那种真实又无奈，从心里冒出的"小确丧"。

看着镜子里的自己，再看看那些已经不能穿的衣服，"必须得瘦回去啊，要不然这些衣服咋办？"——我的瘦身初动力就此萌发了！

你看，生完宝宝后再穿回之前的衣服，是一件多么励志又重要的小事！

出了月子，我就开始研究在不减少奶量的前提下，如何恢复产前体重和身材了。

刚开始的时候是很艰难的，因为你会发现，生完一个孩子，体能还是会变差很多的。我在怀孕之前平板支撑①连续做3分钟没问题，怀孕后做10秒都难以坚持；怀孕前卷腹②30个小菜一碟，怀孕后做不到10个就气喘吁吁。

为什么会这样呢？十月怀胎一朝分娩，身体已经习惯了慵懒和放松的状态，肌肉也失去了记忆效应，认认真真反思后认为，产后瘦身难，无外乎以下原因：

1. 体重基数变大

怀孕时候迎来人生体重的最高值，"卸货"以后数值依然坚挺，体重基数依然很大。

2. 产后体质较弱

产后由于身体还在恢复阶段，加之孕期长时间没有坚持

---

① 平板支撑（plank）是一种类似于俯卧撑的肌肉训练方法，在锻炼时主要呈俯卧姿势，可以有效地锻炼腹横肌，被公认为是训练核心肌群的有效方法。
② 卷腹是最普遍的腹部运动的一种，主要锻炼腹直肌。

运动，导致身体机能下降、体力储存不够。

3. 时间精力分配不够

孩子会成为生活最重要的部分，多数的时间和精力需要放在孩子身上，去除家庭琐事和其他事宜，分配到瘦身上的时间被大大缩短。

4. 主观意愿欠缺

产后不愿意给自己花时间来瘦身的妈妈不在少数，所有心思和重心都放在了孩子身上，对自己采取听之任之的态度，没有瘦身的动力。

所以这不难解释，同样是瘦身，为什么健身房的单身小仙女噌噌就降到两位数了，而妈妈们依旧挣扎在及格线的边缘。

我先选择去跳芭蕾，因为哺乳期乳房敏感，不知不觉地养成了含胸塌腰的不良体态，站着站着就含背，坐着坐着就塌腰，整个人的气质看起来一下子变差很多。之所以选择重新开始芭蕾练习，一方面是因为它比较柔和，不需要太大的体力消耗，也不是太吵太闹，另一方面是芭蕾对于改善驼背还是很对症的，跳着跳着，气质就慢慢回来了，当然还有一个原因，就是之前办的卡里还有余钱。

同时我也重拾了瑜伽，孕期瑜伽带给我身心灵合一的感觉，特别是每次结束时候双手合十的感恩与心念，想象着自己和肚里宝宝的心灵联结，至今我都很留恋那种美好而温情的感觉。产后去做瑜伽又是一种不同的心境，这个时候你更专注于自身，专注于自己的呼吸，专注于自己的状态，专注于每个安静的瞬间，专注于当下的每时每刻，因为这是在哺乳期，唯一一段能把自己从繁杂琐碎的养育任务中解放出来的专属的平静时刻。

我开始在睡前碎片化锻炼。对于妈妈们来说，办健身卡无异于又浪费了一次钱，因为时间精力根本不允许。索性利用睡前的15分钟，打开手机里的健身APP，拉上你的老公一起PK、相互督促，躺在床上就能完成一次"马甲线入门"运动，省时省钱又有效。

我开始自己创作亲子操，让宝贝和自己一起锻炼起来，"小鸟飞飞"练习腰腹、"宝宝点水"练习大臂、"深蹲抱抱"练习腿部线条，亲子操绝对是又幸福又管用的练习神器。

我开始注意主食摄入。在保证奶水质量的前提下，高蛋白和维生素丰富的食材优先选择，主食和高热量食物尽量控制，因为瘦身一定是这六个字："管住嘴、迈开腿"，别无捷径。

除了这些方法之外，更重要的是在整个产后瘦身的过程中，我一直相信并鼓舞自己：

成为妈妈，不是让自己妥协与散漫的理由。

对自己的体重和身材负责，就是对自己的人生与未来负责。

我可以做到，也可以做好。

还记得当我休完产假重返公司的第一天，同事朋友们许久没见的照面，还有伴随着的第一声问候和惊喜：

"姚姚你压根和之前没什么变化！"

"生个孩子跟没生一样。"

"怎么感觉你身材更匀称了，好看！"

是的，这份付诸汗水与希望的坚持、不惧失控与重启的决心，让我的产后瘦身成功了！

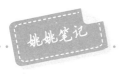

产后瘦身黄金时间从什么时候开始

如果你是顺产的妈妈，42天大月子后即可开始系统瘦身。刚开始做局部的、重点的锻炼，如盆底肌肉的收缩、提臀、骑车蹬腿等，3个月后就可以适当增加强度，循序渐进。

如果你和我一样是剖腹产的妈妈，看自己的伤口恢复情况，产后尽早下床走动防止肠粘连，等伤口无自发疼痛后开始床上瘦身操；在3～4个月伤口基本完全恢复后，可以开始比较柔和的运动；6个月是医学上建议的剖腹产后运动开始时间，一般都可以进行正常量的产后锻炼。

之所以说产后半年至一年内都是瘦身黄金期，一方面是因为妈妈们体内脂肪还处于游离状态，未形成包裹状的难减脂肪；另一方面是妈妈们正处于新陈代谢最旺盛的时候，此刻减重效果明显。

重要提示：月子及哺乳期的妈妈，不要过度节食减肥，不要使用药物减肥。

产后瘦身黄金法则一：先减重

减重可以分这么几步来：

第一步　制定瘦身计划

先对自己的能力和目标做一个预估，视自己的体质及条件，在开始前制定一个可行的目标减重数及时间规划。不要一次性做太多计划，一步一个脚印进阶。

第二步　哺乳是瘦身利器

哺乳的妈妈比不哺乳的妈妈，每天多消耗100到150大卡的热量，所以这就是哺乳的妈妈瘦得快的原因。不哺乳的妈妈只能靠运动这一种方式消耗掉热量。

第三步　饮食法则

1. 多样少量

减肥先从"管住嘴"说起，但这里不是指节食，喂母乳的妈妈我非常不建议节食，因为必须要保证孩子奶水的质量。

这里的"管住嘴"一方面指的是吃得多样化一点。主食可以吃少一点，但品种不能删减。每顿饭最好保证四道菜以上荤素搭配开，并且水果及营养零食也要跟上。

另一方面是注意蛋白质的摄取。蛋白质是保证宝宝生长发育及提升免疫力的重要物质，这是保证奶水质量的关键。

黄金小贴士：如果你实在不知道怎么个多样法，就在下面这个表格里随便点吧！

谷物类、薯类、杂豆类	蔬菜类	蛋类	海鲜类	畜禽肉类
坚果及硬果类	水果类	奶制品类	大豆制品类	动物内脏

2. 控制热量

瘦身的关键在于对进食热量的控制，每日饮食热量应该控制在1500千卡，可以粗略地计算一下自己食物所供给热量的大致情况，比如一斤青菜和半袋奶一样，提供90千卡的热量。

黄金小贴士：现在有很多简单又好用的食物热量计算App，可以轻松帮你预估每顿饭摄入的热量，让你吃得心中有数。

第四步　选择适宜的运动

减重原则就是"管住嘴、迈开腿"，前面说完了"管住嘴"，现在说"迈开腿"的事。

运动要遵循先弱后强、循序渐进的原则，切勿急于求成，赶鸭子上架。一口气吃不成胖子，运动也需要长期的坚持方可得见成效。前期选择自己喜欢的、运动量相对较小的运动类型，如柔和的舞蹈、瑜伽、散步等；后期等身体完全康复，体质恢复大半，可以进行正常强度的运动锻炼。可选择节奏快的舞蹈（爵士、尊巴）、高温瑜伽+空中瑜伽、跑步、健身房撸铁等。

黄金小贴士：母乳妈妈去健身房时间和精力成本都较高，推荐使用手机端一些免费又好用的健身APP，例如Keep，我从产后到现在一直在坚持使用，在家锻炼非常好。

产后瘦身黄金法则二：后塑形

减重是基础，塑形是根本。一个健康匀称的产后妈妈的身材，绝不是消瘦与松垮的，我们一定要把自己的脂肪管理起来。

塑形的难点部位

1. 腰腹部

因怀孕子宫增大造成弹力纤维断裂，腹直肌不同程度分裂，肚子躺着的时候是平的，站起来又会凸出来。这是最难缠的一个部位。

2. 大腿

大腿除了减脂外，还有妊娠纹的问题。因为皮下弹力纤维断裂，产后不能完全消退，最终会变成银白色的陈旧妊娠纹。

3. 手臂和背部

手臂塑形的难度在于因为经常抱宝宝，胳膊容易形成肌肉，如果在没有减脂成功的情况下就形成了肌肉，大臂就很难瘦下去，容易给人"虎背熊腰"的感觉。

塑形方法

1. 塑身操&局部锻炼

如果有条件有时间，在家附近找一个健身房，选择一个私人教练定期锻炼，身边有朋友用这个方法，迅速恢复了产前身材。但很多妈妈因为哺乳、时间精力、个人情况等，不能去健身房，那就可以像我一样选择在家做塑身操。

推荐用Keep APP做专项的塑形练习，比如"腹肌训练入门""瘦腿训练""驼背改善""臀部塑形"，这些都是从体能消耗较少的K1级别开始，只要没有产后的伤口或体力方面的问题，都是可以循序渐进进行锻炼的。

除此之外，我还自己创造了一套亲子塑身操，可以在陪孩子的时候，游戏锻炼两不误，有锻炼大臂的"宝宝点水"、锻炼腰腹的"小鸟飞飞"，还有锻炼臀部的"深蹲抱抱"，大家可以去我的微博自取（在我的微博"妈咪姚"里，在搜索栏输入"亲子操"三字，即可查看这条微博）。

2. 简易器械操&辅助塑形用品

不需要大的器械或者专业教练的帮助，在家里可以利用一些随手可及的物品，比如用呼啦圈来瘦腰，矿泉水瓶来瘦大臂，利用墙壁来改善体态，每天只需要用碎片时间来完成锻炼，但难在坚持与自律。

另外，功能性内衣，比如针对产后妈妈的收腹裤或塑形内衣，都可以对脂肪起到管理作用。还有一些带有纤体瘦身功能的身体乳，在保证成分不对奶水造成影响的前提下，坚持涂抹，也是对于自己能早日迎接塑形成功的一种辅助和激励。

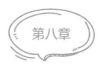

第八章

产后修复：不可忽视的产后修复

茉莉出生以后，我每天都会给她洗澡和抚触。我的小人儿在自主活动能力还不强的时候，这些来自妈妈的手法，不仅能帮助她做好被动运动，还能给她带来亲密感和安全感，每日抚触，其乐融融。

在享受对茉莉抚触的亲子时光时，我的脑海里也延伸出这么一个问题：连这么小的宝宝都需要抚触来辅助成长，那经历过孕期挑战、身体透支严重的妈妈们呢？

生完孩子以后，我们的身体发生了一些肉眼可见的变化：

大臂、腰围脂肪堆积；

腋窝变得鼓鼓囊囊；

肚皮上的妊娠纹从红色已经固化成灰白色；

胸部怎么都回不去原来的挺拔和弹性。

当然，还有一些更难对付，用眼睛没法直接看到的：

乳腺淤堵了；

腹直肌分离了；

因生理构造的特殊性，炎症开始频繁滋扰了；

从孕期开始承载着子宫及宝宝安全的盆底肌受伤了；

甚至还有沉默的魔鬼——产后抑郁也来了……

经过十月怀胎一朝分娩的辛苦，我们的身体需要好好修复和保养。

其实产后修复准确来讲是一门医学学科，而非美容院项目。由于产妇数量庞大和医疗资源严重不足的供需现状，目前开设产后修复科室的医院并不普遍，大多数只能专注于"生出来"，没法完整兼顾"养回去"。

我记得我在产后42天去检查，医生的检查和平时的妇科检查无异，压压肚子做了指检，就结束了。而对于刚经历完剖腹产手术的我来讲，我最想了解自己包括盆底肌、子宫、乳腺等重要部件的情况，但这些是没有一个系统的流程来检查的。在和其他妈妈们的交流中也佐证了这个问题，虽然每家医院的产后检查不尽相同，但总体来说，都缺少系统、持续和有效的检查与跟进。

如果有一天，妈妈们的产后修复也能像宝宝的定期体检一样被重视起来，那就好了。

前几天刚去看望了我的发小，刚生下宝宝才20天的新手妈妈，我们俩聊天的内容基本都集中在产后修复上。我拿自己做产后修复的经验，外加请教了医生朋友后，发给了她一份整理好的产后修复黄金周期表：

产后一年是减脂塑形的黄金期；

产后一年是腹直肌重新归位的最佳时候；

产后两年是盆底肌修复的黄金期；

断奶后一至两年是乳腺疏通和胸部塑形的黄金期。

越来越多的妈妈开始注意并重视产后修复这项系统的工程，这是件非常好的事情。

可是产后修复，我们要去哪里做呢？

在街边美容院的广告牌里，在月子会所的康复项目里，或者是在医院的某个不起眼的易拉宝上，还是在中医养生的套餐里，甚至我在出租车的座位广告上，都看到过"产后修复"这些个字眼……真的是个鱼目混杂、真假难辨，稍不留神就要交智商税的事情。

我在怀孕前就未雨绸缪地做了乳腺疏通这件事。因为是按摩加养生爱好者的缘故，所以我对产后修复也很重视，除了美容院我没敢尝试外，医院、月子中心、妇幼门诊、专业胸疗机构我都曾去体验和治疗，有一些心得可以分享给大家：

1. 去有正规医疗资质的机构治疗

正规的产后康复机构是需要申请中华人民共和国医疗机构执业许可证的，医生也是执证上岗，这是治疗安全与正规的保障和前提，不建议去美容院或者是主打产后康复的养生机构治疗，当美容院的小姐姐拿着各种案例来"游说"你的时候，请一定保持理智，花大价钱不说，是否有效，甚至会不会有反面效果，都是值得我们考虑的。

2. 盆底肌的修复很必要

有的妈妈认为只有顺产的妈妈需要做盆底肌的修复，其实并不是这样的。骨盆底的肌肉群如同一张大吊网，把我们的阴道、子宫、膀胱等脏器紧紧地"兜住"，随着怀孕与分娩的增压，这张网的弹力越变越差，如果不能适时地归位与恢复，那之前兜住的器官就不能归位，从而有可能引发大小便失禁、脏器脱垂等症状。而且盆底肌的受损是随着孕期不断的增压与形变就开始的，并不是分娩那一刻才造成的。我的产后修复医生建议无论是顺产还是剖腹产的妈妈，最好都在产后进行盆底肌的锻炼与修复。

除了医院和专业门诊的系统治疗外，盆底肌是可以在家练习的。刚开始治疗或者练习，效果不是很明显，需要付出较长的时间加以坚持。我个人认为，盆底肌的修复是非常必要的，特别是随着年龄增大，生产时受损的盆底肌弊端就会愈加明显，所以建议每个妈妈都重视起来。

3. 胸部护理值得坚持

断奶以后，胸部会变小、下垂、外扩，虽然程度因人而异，但绝大多数妈妈的胸部都走上了"下坡路"，所以断奶后给自己做个系统的胸部护理是非常必要的，一是从美观角度，二是从健康角度。我没有产后"排残奶"，但做过系统的胸部护理，劳累了一整个哺乳期的胸部，需要好好的护理和休息。

4. 腰腹塑形前，先安顿好腹直肌

腹直肌的分离，是随着孕晚期胎儿较快的增大，导致腹直肌沿着我们的腹中线，向两侧延伸扩展而形成的。一般在产后半年至一年内，一部分妈妈的腹直肌会再次归位，但也

有因多胎、胎儿过大、多次生产，或者自身腹壁较薄等原因，其腹直肌长期分离的情况。

腹直肌是否分离可以用自测的方法来检验，先躺下呈半起卧状态，然后在肚脐下方大概三指的位置，找到腹直肌，然后用指宽来确认分离的程度。我在产后一年时，腹直肌分离是一指，整体还在可控范围之内。

存在腹直肌分离严重的情况，是不能轻易进行腹部运动的，所以在进行腰腹训练之前，大家一定记得自查或者去医院检查腹直肌情况。

5. 妇科等检查非常必要

产后妈妈要喂养孩子、照顾家庭，很容易就把自身的健康情况给忽视了，"清楚地记得孩子打疫苗和体检的时间，却想不起来给自己做个检查"。

建议产后的检查，请妈妈们给自己加一项全套的妇科检查，一般医院的产后检查项目都比较简单，可以根据我们自身的情况适当地增加检查项目。连我们的车子都需要定期养护，何况我们自己的身体。

我的治疗医生曾讲过一段真实的故事。年轻的妈妈带她的妈妈来治疗，阿姨自生产以后盆底肌严重受损，小便不能自主控制，无法和家人一起外出和旅行，因为每半个小时就要去一趟厕所，并且随着年龄的增大和绝经的到来，抵抗力变差、情况变严重。

当阿姨进行治疗后，迫切地希望自己的女儿也来治疗，但或许是出于经济或者是时间方面的考量，她的女儿并不愿意去做。

这时候她的妈妈告诉她一句话：如果你不重视，妈妈的现在就是你的未来。

我听完后颇有感触，从感情上来讲，生孩子绝对是件幸福的事情；但从妈妈的身体来讲，这是一个耗损严重且很难逆转的过程。所以对我们来讲，在恰当的时候，做恰当的修复，不仅是对自己的身体负责，更是对整个家庭的稳固最大的负责。

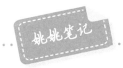

姚姚笔记

需要提及的是，产后修复包括但不限于在孕期和生产过程中受损的腹直肌、盆底肌、胸部等身体层面的恢复，还包括产后抑郁、负面情绪等在内的精神层面的修复。

在家怎么做盆底肌修复

大多数情况下，医生会建议妈妈们在家做凯格尔运动，修复盆底肌。

凯格尔运动无论是站立、坐着还是躺着的情况下都可以进行。站立或者坐着时，做类似憋尿的动作，收缩两侧臀部肌肉，收缩括约肌，使阴道向往上提的方向运动。

躺着时，双膝盖弯曲90度，手放两侧，配合呼吸，呼气时收紧会阴部把肌肉往上提，坚持5~10秒，吸气时放松。

另外，在上厕所时，也可以通过有意识地憋住小便，中断再继续的方式，锻炼和提高阴道周围肌肉的张力。

如何选择一家正规有效的产后修复机构

1. 资质齐全、有医疗背景的优先

一个正规的产后修复机构，是两证齐全的，包括医疗机构执业许可证以及医生执业资格证。建议像盆骨修复、腹直肌分离、产后免疫调节等这样专业的治疗去医院或者双证齐全的专科妇幼门诊，像美体美胸这样的护理，如能找到有专业医学背景的团队最好，或者大品牌连锁美容机构也是选择之一。

2. 试诊很重要

如果有时间，可以多试几家，第一次去体验很重要，不光是对外在环境的考察，更重要的是对服务、资质、治疗过程等方面的考量。不要一去就很潇洒地花了好几万，然后发现其实自己根本不需要或者根本没效，这是最傻的做法。

3. 保养不能代替治疗

产后修复准确来讲不是治疗，它是一种复原、一种

保健。是锦上添花，而非雪中送炭，如果产后出现严重的疾病，一定要去医院进行治疗，不要心存侥幸。

4.看口碑，多请教

最好先问问你身边已经经过产后修复的妈妈的反馈。她们是过来人，能告诉你该规避的坑或者是真正有效的项目。

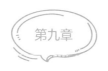

第九章

产后抑郁：黑天使VS白天使

我大概经历了两次产后抑郁。

第一次是在月子里。茉莉因为早产住进NICU的保温箱里，与我的产房只有过道之隔；3天后我办理了出院，我们俩的距离从百米瞬间变成了20公里开外。

如果说物理的距离只是考验的第一关，那心里的想念与内疚才是真正难以逾越的折磨。

之后，我成了整个月子中心里，唯一一个坐空月子的妈妈。

看着已经摆好的婴儿床和一柜子的婴儿用品，我流泪；每天早晨听见隔壁护士接小宝宝去洗澡抚触，我流泪；看着吴sir从医院发来宝宝的视频，我流泪；给宝宝挤奶时流泪；

看着窗外飘落的叶子流泪；坐在饭桌前看着饭菜流泪。

我像失去了最珍贵东西的小女孩一样，不可抑制地想要流泪或正在流泪。

我心里清楚地知道，每次流泪，奶量就会减少，睡眠也会受影响，视力也会间歇性下降，而早产的茉莉需要妈妈高质量的奶水，更需要妈妈带给她信心与鼓励。面对老天带给我们母女俩见面后的第一个挑战，我要做的是去克服它，去战胜它，而绝不是哭。

道理我都懂，但是，却难以自控。

几十年来我的情绪基本都处在一种自我可控的状态中，但此时，它失灵了。

除了哭之外，我对一切都失去了兴趣，甚至变得脾气暴躁，看什么都不顺心，说话变得很冲，生活中一个小小的火苗就能让我爆炸，把周围的人都当成了出气筒。当心头气焰的火苗无缘由地蹿上来时，我无计可施。

家人在我身边谨小慎微，一方面心疼我，一方面又不敢刺激我。有一天我望着一桌子饭菜又开始没有缘由地流泪时，妈妈在我旁边，轻轻地抚着我的背，告诉我一句话："当了母亲，你要学会承受。"

时至今日，我依然清楚地记得这句话。是的，学会承担，是学着做母亲的第一课。

我开始有意识地去和自己的不良情绪对抗，每次想哭的时候我会强迫自己转移注意力，看看宝宝的照片和视频，看看购物车里以及各种赏心悦目的商品；每次想发火的时候我会强迫自己先安静3分钟，把自己从感性的爆点拽回理性的区域；每次看着人和物不顺眼时，暗示自己"不要因为你是宝妈谁都得让着你"来摆正自己的位置。产后激素波动的连锁反应很大，但我自己要修正自己的决心更大。

除此之外，我还得到了家人和身边朋友及时的帮助和疏导。

家人每天变着法儿地哄我，吴sir除了去医院看茉莉，就是陪在我身边给我讲故事聊天，给予我最多的陪伴。

我的朋友一口气给我发了十多个红包，边发边说"哎呀呀，我发到手抽筋啦"，只为逗我一笑。

负责我月子生活的经理，同样是位宝妈，在得知我的情况后，她每天都会盯住我，在非睡眠时间来陪我聊天，讲很多情况和我一样或者比我还糟的宝妈是如何越来越好的故事，给了我很多精神动力。

真的，现在想想那段痛并温暖的岁月，依然记忆犹新。

好在当茉莉住完9天保温箱再次重回我身边时，我像吃了一粒仙丹似的瞬间复活。所有的不快乐烟消云散，瞬间花开。

第一次短暂的抑郁期，不药而愈。

可是在茉莉大概4个月的时候，我又和抑郁撞个满怀。

那大概是我最累的一段时间。一个新手妈妈，疲于应付一切吃喝拉撒的琐碎，黄昏时分茉莉的无缘无故的啼哭让我心力交瘁，每晚只认妈妈的抱睡让我疲惫不堪，每隔两小时的亲喂让我睡眠混乱，哄睡、吸奶、装袋、冷冻、清洗器具、消毒……做完这些后再躺到床上，往往会睡意全无，即便刚酝酿好了睡意正要补觉，身旁的茉莉又开始蠕动哼唧了，下一个循环又开始了。

不光是身体上的累，心里也充满了焦躁与矛盾，每天半夜清洗奶瓶时，看着窗外对面楼上亮起的星点灯火，猜想这扇窗户后面会有和我一样的母亲在喂夜奶，时常会涌上难以名状的孤单感；做事情时毫无缘由就给自己贴一个"我什么都做不好"的标签，对生活中的一切提不起兴趣；对人际关系产生畏惧，有时候特别想自己躲起来，但又怕自己躲起来。

累、无助、失眠、情绪暴躁、容易与家人发生矛盾……

那个阶段的日子可以说过得浑浑噩噩，所有对生活的憧憬都被眼前的屎尿屁搅得粉碎，因孩子的出生而集结在一个屋檐下的各路人马，产后新的夫妻关系的磨合和适应，喂养带来身体严重透支，睡眠不足和产后脱发的集体困扰，新手妈妈对于养育的各种焦虑，还有纠结于回归职场或做全职妈妈的摇摆不定……哎，这日子什么时候是个头儿啊？

就在我差一点准备寻求心理医生帮助的时候，内心强大的愿力又一次发挥作用了。我用一个下午的时间寻找解药：如果不喜欢这样的状态，那就把自己拉回正轨！

首先，我需要让我的家人理解并且帮助我走出这一特殊阶段。

很多丈夫不了解产后抑郁，很多父母辈也不了解，甚至很多已经抑郁了的产后妈妈，也不会很明确地意识到自己真实的精神状况，所以这个时候，来自家人的理解和帮助尤为重要。

我和老公在一个安静的晚上，开诚布公地讨论了生完孩子后我真实的所思所想，和他一起查阅了产后抑郁的相关资料，并且得到了暖心的安慰和鼓励。这种和伴侣走心的交流，首先让我觉得自己是被理解的，其次觉得自己是被关心的，而最重要的，是感受到了家人给予的无条件的能量与支持，曾经要遮住蓝天的那朵乌云，你有了信心去把它拨开。

如果说我们一切的焦虑都是源于对未来的不确定，那我首先需要为自己重新寻找一个榜样和目标，找到一个看得见的未来。

大多数女性都在适育的年龄，选择了母亲这一天然的身份，她们中有相当一部分，不仅很好地适应了这个身份，还在母亲光环的加持下，活出了越来越精彩的人生。不光是那些离我们很远的明星或名人，身边的榜样也从不是凤毛麟角，那些成为母亲后职场一路开挂的，或是在全职妈妈状态下也闯出一片自己天地的身边榜样大有人在，但凡对我们有正向激励，或者在她的身上你能获取动力的榜样，我们都该学习、汲取经验，因为她们的现在就是我们想要的未来。

找到了外在的动力和目标，我需要把现阶段让我觉得烦恼和麻烦的问题梳理一遍，然后逐一解决。

带孩子觉得累，那就学会放手，把自己之前不愿意交给别人去做的洗澡、哄睡、陪玩等陪伴性工作，均匀地交到每一个家庭成员的手里。

为教育、置业等一些问题焦虑，那也试着放手，让孩子的爸爸来参与决策，自己做辅助和配合工作就好，更多时候妈妈们很容易被"早教""学区房"这些问题困扰并形成焦虑。为什么不试着轻松一点，把它交给同样对这个家庭和教育有规划思路并且想负起责任来的孩子爸爸呢？

觉得自己没人理解，无处倾诉，那这时候就把闺蜜和亲人们"利用"起来吧，和她们聊聊天儿，说一些事无巨细七姑八婆的事情，你会觉得"哇，怎么这么爽"。

觉得自己生活枯燥，那更得试着放手，除了像母乳妈妈按时亲喂这样的必要养育任务之外，把自己的时间安排和利用起来。去做产后锻炼，列个读书清单，或者是计划每周和闺蜜的小聚。

生孩子不代表自己被"禁足"，我们必须处在一个动态的社会里，维持正常的社会交往和人际关系，养育也不只是妈妈一个人的事情，更多时候不是孩子离不开你，而是你离不开孩子。

最后，心态调整很重要。产后抑郁其实就是你与内心的"黑天使"缠斗的过程。每每你从生活的一地鸡毛里爬起来，准备要好好奋斗的时候，她就突然冒出来，告诉你"你不行""没人帮你""你要发火"，甚至还会露出最可怕的一面：

"解脱了吧！"

这个黑天使是你产后激素急速调节和步入繁杂育儿生活状态不适的共同产物，她拥有强大的负能量和摧毁力，这是大多数妈妈都会遇到的挑战，所以一定要心态平和地接受这一现实。

认清现实，接下来就要试着打败自己的小敏感，可能丈夫的一句话就能让你火冒三丈，婆婆的一个动作就能让你心塞好久，生活中满是这样的拧巴和琐屑，如果事事计较，岂不是要累死，干脆就在这个敏感的时期当个"聋子"和"瞎子"，心大一点，天下太平。

还要摆脱受害者心态。很多时候遇到问题，我会下意识地产生"为什么没人帮我"这样的想法，这种心理学上被称为"受害者心态"的情绪反应，在产后抑郁阶段尤其突出，由没人帮我，到生气委屈，再到爆发冲突，这样的路径往往对家庭关系造成严重的伤害，所以一定要按捺住自己随时可能失控的愤怒小火苗。并不是成为宝妈，就拥有全世界都要护着你的这个特权，摆脱受害者心态，让自己平静下来。

最后，如果你真的在这场对抗中很吃力，那请一定去寻求专业心理医生的帮助。当你孤立无援时，别忘记还有白衣天使的帮助。

我经历了产后抑郁情绪的困扰，也摆脱了它的桎梏。每每听到"当妈多幸福，怎么还抑郁了呢"这句话时，我总想解释很多，却又不能够解释很多。我想我们都需要时间去正确地认知它、接纳它。但当下，先让我们自己试试，试着让心中的白天使再次飞起来，如若不行，那我们就去找真正的白衣天使，让他们帮助我们走出这段至暗时光。

"白天使，请再次带着爱与理解，回到我们的心里，永远闪耀！"

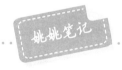

关于产后抑郁，这是女性精神障碍中常见的类型之一。根据中国精神科医师协会数据显示：在我国，女人生孩子后出现诸如情绪低落、悲观绝望、烦躁不安等抑郁症状的，比例高达50%～70%。其中，50%的产妇没有接受任何治疗。

这是一个触目惊心的数字，这意味着我们身边每两个产妇，就有一个遭受过产后抑郁的困扰。

研究还表明，产后抑郁情绪的出现，与每个妈妈的性格、身份背景、是否有心理疾病史及生产方式，都没有任何关联性。换句话说，每个产后妈妈，都有可能与抑郁"交手"。

我们为什么会产后抑郁

1. 激素　在孕期，妈妈们体内的激素分泌，会有不同程度的增高，像雌激素黄体酮、皮质激素、甲状腺激素等，会带给妈妈愉悦的感觉，但是在生完宝宝之后，这些激素会迅速下降，这些荷尔蒙的较大变化，是导致绝大多数妈妈产生抑郁因子的主要原因。

2. 心理　为人母后社会身份的变化、自身定位的迷失、对未来的焦虑与迷茫、身材的变化与牺牲、分娩时过度的疼痛与恐惧，诸如此类，一旦妈妈对角色定位及生活现状缺乏认同，就会产生很多矛盾的心理，无法应对来自自身的压力。

3. **外界** 社会对于妈妈的固有角色定位、婆媳关系的微妙与不适、夫妻关系的损伤与淡化、职场的不确定与变动等，处在产后脆弱期的妈妈，如果不能得到外界友善和温暖的反馈，将会极大地增加其抑郁的情绪。

4. **睡眠** 产后妈妈的睡眠碎片化严重，从孕后期开始就失去完整睡眠，将会随着孩子的到来，不仅不会有所改观，还会持续相当长的一段时间。睡眠质量低导致的最直接的表现就是情绪急躁、精神不佳、易怒易躁。

5. **遗传** 有抑郁症家族史的妈妈，患上产后抑郁的可能性也会相对增大。

总之，产后抑郁并非单一因素引起，更是一种多因素综合作用的结果。

抑郁情绪不等于抑郁症

抑郁情绪更像是一种短期状态，比如我们身边的人或者自己脱口而出的"烦躁""郁闷"，这是大多数人会有的一种情绪，一般不需要治疗。

而抑郁症是一种情绪疾病，分为心理症状和身体症状两类。心理上比较常见兴趣缺失、情绪低落、疲态尽显、注意力不集中等，身体上可表现为食欲减退、睡眠紊乱、易怒易躁。

更严重的情况，是想方设法地实施自杀，以求解脱。而且产后抑郁有个更可怕的地方在于，患病妈妈在寻求自杀之余，还会发生杀婴行为，心理学上称之为"扩大性自杀"。

家人的理解和帮助非常重要，特别是丈夫

丈夫在这个时期要做得更多一些，首先请对产后抑郁做到正确的理解，产后抑郁绝对不是矫情，正确地认知和了解它，是帮助妈妈越过这道坎的基础。

其次，多多陪伴，多多倾听，产后的时期是妈妈最孤独、最脆弱的时刻，除了忍受身体上的不适之外，还要去适应新的身份、考虑新的发展方向，所以这个时候，丈夫和家人的陪伴与疏导就显得尤为重要。在一些力所能及

的分担之外，带给妈妈心理上的安全感才是最重要的。

再次，摒弃丧偶式育儿，爸爸请"共同养育"。换尿布、哄睡、陪玩这些事情，爸爸和家人完全可以替妈妈分担，千万不要让妈妈一个人承担这些工作，这无论对于她的身体恢复还是心理感受来讲，都是非常不好的。

最后，请爸爸做个智慧的"协调官"，在特殊时期处理好妈妈与婆婆、月嫂、保姆及亲戚间微妙的关系，让家人多理解、多包容。度过这段敏感时期，平静美好的日子就会越来越近。

严重时必须寻求专业医生治疗

妈妈们可以先尝试自己突破与克服。大多数情况下，经历了一段较长的抑郁情绪期之后，都可自行调愈，但还有相当一部分妈妈，是无法从抑郁的泥沼里走出来的，这个时候，就需要专业医生的介入。

医生会根据个人情况，进行完整的专业医疗评估，根据评估结果选择合适的治疗方式，包括但不限于谈话治疗、心理疗法、药物治疗、行为疗法等。专业医生的治疗会更加系统化，也会给患者带来较强的治愈信心。

现在发达的就医途径，线上和线下都有较好的心理服务机构，产后抑郁绝不可以"讳疾忌医"或者"充耳不闻"，接受它、正视它、改变它，才是我们每个产后妈妈要做的。

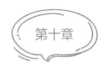

第十章

产后护肤：重启"面子工程"

我小时候最爱摸我妈妈的手和胳膊，因为妈妈的皮肤摸起来总是那么的绵软，特别舒服，特别安心。

在自己成为妈妈后，某个平常的下午，我在哺乳茉莉的时候无意地顺手一滑，"怎么我的皮肤，摸起来也有种似曾相识的感觉？"

没错，是那种之前只有摸着妈妈的肌肤，才会有的绵软感。

回想整个孕期，我的皮肤状态像是坐了一趟"过山车"！

刚刚怀孕的第一个月，我竟然开始冒痘了，之前除了大姨妈来前偶尔长出几颗短命的痘痘外，我的皮肤状态一向很稳定，但这次长痘，虽不是那种很醒目的大痘，但额头和两边脸颊都可以摸得到它们的痕迹，而且极其顽固，竟然长了快半个月才慢慢地消退下去，我想这恐怕是和孕初期身体内激素的快速调节与变化有直接的关系。

到了孕中期，皮肤变得异常健康，无论是从光泽度还是质感上，简直达到了人生巅峰。孕中期不论是从我自身的稳定状况，还是外延至皮肤的外在展现，都是一种最优状态，而且我的孕中期恰逢夏季，空气的湿度也相当给力，把孕初期的不定时炸弹一扫而空了！

好日子并没有持续多久，在怀孕30周以后，我发现我的皮肤以肉眼可见的速度变黑了！不是均匀地变黑，而是包括脖子、胸部、腋窝、大腿和后腰这些重点部位集体发黑。不仅如此，或许是之前为了多晒太阳而防晒工作没做到位，或许是孕晚期色素沉淀的加速，让我的脸上出现了好几块特别醒目的黑斑，长在颧骨和脸颊上，虽然颇影响颜值，但在孕后期这个关键阶段，我可没有工夫去管，只能心里默默地祈祷：快让我白回来吧！

于是，我在产后洗完第一次澡的那面镜子前，就下定了要让眼前这个"黑胖子"开始复原的决心。

总体来说，生完孩子的妈妈，皮肤状态会分两派。一种是变好了，白里透红；一种是变差了，问题丛生。

变好的妈妈们无一例外，都是因为在坐月子期间，利用科学合理的饮食、充足的睡眠和得当的保养，使得皮肤完成了"二次革命"。

是的，生完孩子后我们会有一段充足且完整的时间去修复自己，坐月子可不是简单地待着，而是要在安全合理舒适的前提下，让自己的外在重新回到最好的状态。

那么，一个理想的产后皮肤二次激活会是一种什么状态呢？

首先是变白。随着激素逐渐回归正常，黑色素沉淀逐渐消失，原本在孕期局部加深的肤色逐渐恢复原来的白净，所以，这是难得的复白过程。

其次是变紧致。孕后期的水肿消失，脸部、手部及小腿、脚部的肿胀都趋于正常值，产后水肿及虚胖在运动、食疗加护肤的过程中完全消失。

最后是利用新陈代谢最快的时期修复皮肤问题。产后半年至一年内，是新陈代谢最快的时候，特别是毛发和皮肤，这个时候对于祛斑美白来说，是黄金时期。

所以，有了这么难得的"二次革命"的机会，还等什么？

　　我的"面子工程"第一步是从美白开始的，因为一整个孕期我都和美白类的产品说了拜拜，所以再次相遇就变得更加亲切，恨不得这些小瓶瓶罐罐里充满了美白魔法，让我的斑点消失，让我的皮肤变白。

　　可是女人啊，总是一不小心就犯了贪心的错误，这么说是因为某天中午，我无意识中看自己正在使用的美白护肤品时，竟然看到了一个熟悉的名字：水杨酸！过来人应该都知道，水杨酸或许在其他的护肤品里是很有效的成分，但在孕妈和哺乳期妈妈这里，以少碰和不碰为妙，前者是为了防致畸，后者是为了保证奶水质量安全。

　　当时我就有些懊悔，从孕期我就很注意护肤品的成分安全，结果"卸货"以后就变得大意和贪婪了，一心只想白回去，差点把最重要的宝宝口粮安全给忘了，太不应该！况且护肤品的功效真的能如我们所愿，快速美白吗？这是不现实的，虽然对于一个在孕期眼看着自己逐渐变黑的老妈子来说，这种急切想白回去的愿望可以理解，但绝不能因追求速度而变得冒进。

　　于是，我开始对美白实施长期规划。

　　先是"下架"我所有的含哺乳期妈妈禁用成分的美白用

品，包括之前盲目购入的精华液、乳液、面膜等。作为一个妈妈，我首先要对孩子入口的奶水质量负责。

同时我开始注重饮食与睡眠，坐月子其实是个非常难得的肌肤恢复的黄金期，睡眠对于皮肤，特别是黑眼圈的改善功效最大，而42天里你的饮食是最清淡也是最健康的配置，不仅对宝宝的口粮好，也对于我们自身，特别是皮肤益处多多。

而后，我眼看着自己孕后期出现的包括脖子、腋下、胸部等部位的色素沉淀自然而然地褪去了，皮肤状态随着体内激素回归正常，也恢复了以往的色泽，看着自己没有刻意修复但依然白回来，再看看眼前那些产后疯狂购入的瓶瓶罐罐，什么叫顺其自然，感触就更深了。

"面子工程"的第二步，是如何恢复生宝宝前的皮肤紧致度。

几乎所有的妈妈，孕期都会胖好多，不仅是吃得好睡得好，我们身体本身也在为迎接这个小生命积极"扩容"，所以一旦"卸货"以后，你会发现，咦，我的腰腹、大腿还有脸蛋，怎么变得松弛了呢？

所以紧致的工作还是很必要的，要不然，我们就在变老的路上一去不复返了。

　　紧致，首先让自己把多余的水分排出去，我也接受了朋友的建议，扎扎实实地蒸了个月子汗，顺带坚持喝了一段时间的红豆薏米粥，薏米在孕期是要少食或者不食的，但在产后只要适量适度饮用，利水消肿效果是非常棒的，而且它还有美白的作用，算是一种需要坚持就会看到效果的食疗方法。

　　当然更重要的就是要锻炼起来。有长期锻炼习惯的人，无论是内在的精神状态，还是外在的皮肤五官，都会由内而外地展现出一种健康、紧实和光泽。锻炼不仅仅会带来体质的增强，它对于皮肤的紧致也是非常有效的。我记得自己当时坚持每天30个后仰抬头和30个左右拉伸，半个月后再看，脸部特别是下巴处肉嘟嘟的状况就变好很多，自己也从产后的一脸松弛和疲态，恢复了青春感，除了马甲线外，下颌线也要守住哦！

　　想想在与地心引力的对抗中，年龄从没有停止拖你的后腿，好在成为妈妈后，我们还有机会"二次激活"，还有机会去变成更柔软的自己。

　　写到这里，我停下敲击键盘，跑到妈妈身边，有点矫情地挽着她，摸着她的手。还是像小时候一样，柔软、温暖，充满了母性的安全感。

想着自己一路从干瘦黝黑的少女，就这样慢慢蜕变、成熟，看来成为母亲，变柔和的不仅是心，还有皮肤。

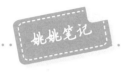

产后皮肤护理重点

祛斑：如果你孕期因为激素或日晒原因，长出了很多斑点，除了饮食多加注意以外，可以利用产假去医院做激光祛痣祛斑治疗，或者是借助医疗美容的手段，寻求在奶水安全的前提下，最适合自身情况的祛斑方式。我在产后两个月左右，用宝石激光去掉了几颗孕期"发酵"的斑，既不影响奶水安全，也不需要特别的护理，是个很合适的时机。

美白：一个月的足不出户加健康饮食，是养白皮肤的最佳时期。身边很多朋友反映在月子期间皮肤慢慢地白回来了，如果这个时候个人的护理意识和方式能跟上，那么美白就会变得事半功倍。

紧致：这一步是去水肿后的提升工作，不能因为当了妈妈后睡眠成渣就丧失掉满满胶原蛋白的少女感。产后妈妈整个人都会变得又宽又壮，除了孕期骨架变宽之外，皮肤也变得松弛度了，这个时候需要通过锻炼进行全身或者局部的紧致。

如何利用产假时间来对皮肤进行二次激活

1. 注意饮食：饮食上首先要营养均衡，不要偏食，平衡营养会让头发、皮肤得到很好的保护；要多摄取含优质动物蛋白和维生素A、B、B2、C等的食物，水果也可使肤色更加健康漂亮；减少含兴奋剂的饮品如咖啡、酒、茶的摄取和饮用，以白开水为佳。

2. 注意防晒：孕期出现的黄褐斑、妊娠斑，遇到紫外线会更加明显，如果产后不注意护理，色斑不仅会更加顽固显眼，还会加速皮肤的老化。可以用物理防晒和化学防晒两种办法，前者是用遮阳伞、防晒衣、墨镜等方式，阻挡紫外线等直接的伤害，后者是利用成分安全的防晒霜或者隔离乳/霜，保护皮肤，减少损伤。（注意：使用防晒霜后，需要在睡前进行清洁卸妆。）

3. 注意保湿：保湿是产后护肤最基础，也是最重要的一环，除了每天保证饮水量之外，晚上皮肤的修复能力是白天的3倍，所以要特别利用好睡前时间，做好充分的保湿，不仅要用爽肤水、精华液、乳液等补水，还要用面霜等进行锁水。

4. 少用彩妆：彩妆容易引起粉刺等一系列皮肤问题，还会使皮肤脆弱敏感、损害肌肤。所以在产后我们的机体都比较敏感的时期，尽量少用或者不用彩妆，如果有特殊场合需要，可以使用口红、睫毛膏等进行提色点睛。非常不建议妈妈在产后休养期间，经常性地接触彩妆。做好基础的保湿，再做一些美白紧致工作，完全足够了。

5. 勤换被褥、枕巾

每天与我们脸部、脖颈亲密接触的枕套，容易滋生细菌，进而带来脸部的肌肤问题；被套、床单这些与我们亲密接触的物件，也需要定期更换、好好清洗。尤其是产后不久的妈妈，新陈代谢旺盛，流汗频次高，更需要多加更换与清洁。

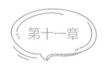

第十一章

产后健康：你是孩子最大的保障

我曾经在半年前，经历了一次难忘的"红色警报"。

这份警报的发送人不是别人，正是我自己。从我的身体发出，给了我狠狠一击。

生完茉莉一年半的时间，我像很多妈妈一样，忙着处理家长里短，忙着调整工作生活，把宝宝每次打疫苗和体检的日期记得清楚，却把自己的健康管理完全忽略。

终于，一个稀松平常的日子，我想起了自己很久没有体检了。抱着走个过场的心态去做了一个全面体检，进去的时候是云淡风轻，拿到结果的时候却天旋地转。

因为检查单上赫然写着："癌前病变。"

这是一个既陌生又令人恐惧的名词，陌生是我完全没有准备要和"癌"这个字眼相遇，我甚至不知道它是怎么盯上我的，又会给我带来什么；恐惧是因为未知带来的不安与无助，即便我知道自己早晚会和这个世界告别，但肯定不是这么早，这么毫无准备。

在我最终选择接受这个结果并且正视它之前，我经历了和很多"被宣判"的病人一样的心路历程：震惊、悲痛、委屈、迷茫、难过……我的生命体验了从未有过的"生死场"，人生突然跌入了低谷，一切希望似乎都按下了暂停键。

每个人都会有"我是好人，该被优待"的潜意识，我也不例外。虽然我帮助别人从来都不以得到回报为出发点，但我一直认为，我是被偏爱的那个人。

但事实是，疾病的来临，与你是谁，你做了什么，你是穷人还是富人，你是好人还是坏人等毫不相干。它是随机的，无规律的，你无法追根溯源，你也难以改变，所以古人说得好，世事无常。

没错，就是那个黑白色的，可以主宰生命来去的"无常"。

——这段当时我日记里的话，让我又想起了那个黑白色彩的夏天。

如果不是这次生病，我大概不会这么直接地感受到，成为妈妈后身体会变差。

但仔细想想，成为母亲对身体的透支，着实不小：

十月怀胎对身体带来的负重与改变。很多人在产后也无法有一个完整的休养和调整，身体是长期处于亏空状态的。

剖腹产手术带来的身体创伤。毕竟挨了一刀，毕竟有了外在创伤，身体因为受到损伤和孕前是没法同日而语的。

母乳喂养导致连续的睡眠缺失。频繁的夜醒和低质量的睡眠，睡不好觉带来体质明显的下降。

随着孩子出生带来的育儿问题和对家庭、事业的潜在焦虑，隐形的压力也无时无刻不给健康增压。

长期忽视自身健康管理，有了孩子就真的把自己健康的事情忙忘了，哪里有时间去锻炼，哪里有时间去体检，有症状了就吃点药，更别提去发现那些潜在的"危险分子"。

所以产后的妈妈，其实身体真的脆弱。

生病后，我认真地反思了自己这一路走来对健康的亏欠。

首先是侥幸心理与过度轻视。

的确，我的体质不算差，在每年被流感侵袭的冬季，我都能保持毫发无损，所以我潜意识里一直认为自己的体质是很棒的，那些严重的疾病，是不会找上我的，起码在这个年富力强、身强体壮的年龄，我自认为是在安全圈里面的；另外我有稳定的家庭及工作，每天节奏与流程整齐有序，没有什么乱七八糟的事，更没有什么不可控的危险因子，所以我大可以心安理得地享受自己"身强体壮"的人设，把健康定期管理置于视线之外。

其次是过度透支。

我身边的朋友家人，还有一路陪着我走过来的网络伙伴，能感觉到我之前的忙碌。

除了每天高脑力强度的工作之外，我还要兼顾自媒体的内容，因为纯属个人爱好，所以我不像其他的KOL（关键意见领袖）是全职妈妈或者会有专业团队的帮忙，基本所有事情都亲力亲为，导致时间和精力严重耗损。

更别提我还是个很注重个人生活质量，注重茉莉衣食住行的不将就妈咪。

最忙的时候我凌晨3点睡，早晨6点起，就这还觉得时间不够用。尽管这些东西让我觉得很充实，但有利有弊，它不知不觉中带走了很多更宝贵的东西。

最后是知识储备不足。

对女性，特别是我们已婚已育女性常见的病症，尤其是重疾了解太少。一提到"癌"这个字眼，唯恐避之不及，还谈何了解，总觉得离自己很远，于是干脆选择回避，导致没有在最佳时间就有心理准备和相关应对措施。

因为对女性体检和日常预防常识的普遍欠缺，建议年轻女性最好1～2年进行一次全面的妇科体检，年龄较大的女性最好半年就进行相关的检查。不要怕麻烦，更别像我一样，自认为身体好，就对体检不重视。

我在确诊一个月后接受了手术，手术很成功。

在那段因祸得福可以安心休养的日子里，我学会了慢下来，去看路边一株沾着露水的草，去看树梢上一只叫声清脆的鸟儿。

我学会了平和，我试着做到"我很生气，但我不会对你大喊大叫"，"虽然结果不好，但是已经努力了，没有什么遗憾"。

我学会了知足，我不再奢望那些需要透支健康和时间才能换取的物质和名利，我感激并珍惜已经拥有的一切。仰望星空很美，但总归是要踩在地上，一步一个脚印。

我学会了珍惜，父母、孩子、伴侣，都只能陪我们这一段路，生命这么短暂，为什么不在陪伴的每一天，用尽全力爱他们呢？

拥有了时间和空间，我也开始了我的全面康复计划。

每天早晨坚持快走30分钟或者跑步15分钟。以身体不过度劳累为前提，坚持锻炼，以往晚睡晚起的生物钟得到了彻底的纠正，运动后的精神状态非常棒，就这样跑了两个月，发现坚持真的是世界上最容易也是最难的事情。

每天的饮食必须清淡，食材搭配营养。饮食中需要有水果，按时就餐，不过分饱，也不挑食，人生就像一个咖啡机，吃进好豆子，才能产出好咖啡。

每晚必须11点前睡觉，坚决不再熬夜。健康大杀器之熬夜，从我生病的那一刻，就永远和它说拜拜了。每晚坚持早睡的好处，除了身体变强壮之外，连皮肤也都跟着好了起来。

每天服用增强抵抗力的保健品，坚持一顿不落。看着自己买来成堆的营养品，我苦笑着对自己说："这就是拿钱换健康啊！"

每晚坚持泡脚，改善自己的体质。在妈妈的监督和照顾下，我每晚坚持泡脚，泡到微微出汗。坚持下来的结果不仅是睡眠质量越来越好，身体越来越好，食欲越来越好，竟然连大姨妈来都没有什么感觉了！

制订健康管理计划，特别是对女性来说最容易"出岔子"的关键部分，定期体检，科学养护，给自己和家人配置重疾与医疗险，做最坏的打算，最好的准备。

我记得当初我生病之时，一位充满智慧的长者告诉我：这是件坏事，但也是件好事。

现在看，莫不如是。

习惯了开车来回、电梯接送，它们在给我们带来便利的同时，让我们损失了多少我们本可以用锻炼积攒的健康资本；

习惯了有饮料、啤酒、烤串的夏日，在觥筹交错大快朵颐的同时，积累了多少危险却暂不做声的食物毒素；

习惯了干着加班的活儿吃着各种外卖；

习惯了敷着最贵的面膜熬着最深的夜；

我们的身体一直在透支，我们都知道，可就是没有意愿去改变。

于是它敲响了警钟，这时候我们才慌不择路。

——这段术后日记，有我的身影，也有千千万万个我们的身影。

4个月后，当我拿到复查的检查单，上面显示所有指标正常时，我很惊喜，也很平静。惊喜的是没想到我竟然这么快就痊愈了，连我的主治医师都惊叹于我的康复速度；平静是因为这也是我计划并为之努力的预期结果，因为当我与我的身体达成和解，当我真正重视自身健康并且愿意为之付出，念念不忘，必有回响。

我是个奇迹吗？我不是，因为有好多和我经历了同样病症的人，都完成了自己对健康的救赎。

我是个奇迹吗？我是，4个月，我和我的身体团结合力，打赢了一场最重要的战役！

我胜利了！我可以继续我的生活了！

终于，我可以写下"治疗日记"的最后一篇了：

一直以来都很庆幸自己身为女性，

可以敏感又理性地观察这个世界，

可以柔缓又坚韧地实现梦想，

可以尽情自由地享受美和创造美，

可以拥有孕育生命这一最伟大的宇宙原力。

拥有多少性别福利，

就要面对多少性别劣势。

付出与收获不对等的职场提升，

复杂又多元的人际关系经营，

柴米油盐事无巨细的家庭操持，

生理结构对抵抗病毒的天然劣势，

徘徊于职场与家庭、孩子与自我、未来与现实的焦虑和压力……

那些看得见的责任、看不见的压力，

哪一个能轻易对付？

但我们依然能在被孩子闹到绝望后安静地哄她入睡，

依然能在烦躁过无数次后交上一份完美的PPT，

依然能在感到委屈后转身给家人一个温柔的笑脸，

依然能在被误解和质疑中找到自己心中的力量。

因为我们是母亲，

我们是女儿，

我们是女人，

我们拥有最包容的身体和头脑，

我们拥有最坚韧的毅力和希望，

我们创造爱、享受爱、感恩爱，

"永恒之女性，引导我们上升！"

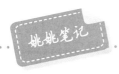

典型的"4-2-1"家庭健康管理

1. 有空去给自己和家里的长辈安排一个体检，老年人以半年为期，青年人以一年为期。

2. 尽快给自己配置好包括重疾、住院等相关保险。保险是一种在疾病或者意外发生以后，帮助减少财务损失的投资方式，千万不要因为一人生病，拖垮全家。

3. 从现在起回归健康有规律的作息和饮食。告别熬夜，减少手机使用频率，克服拖延症，少吃外卖和高油高盐食物，健康就是一点一滴积攒起来的，不要把年轻当作挥霍的资本。

你是孩子最大的保障

很多人都是在做了父母以后，突然对保险充满了兴趣。恨不得给孩子买到一堆能保障到老的保险，但其实对于孩子来说，父母才是孩子最大的保障。

如果家庭收入主力军倒下，那么整个家庭的财务状况都会出问题，所以与其过度在意孩子的未知风险，还不如把保障中心放在自己身上，对自己的健康状况、财务情况做好管理，提前设想好各种情况下的应对预案，我们都不希望不幸的事情发生，但发生了，也希望我们有足够的能力与预案来应对。

不仅仅是孕期的检查，产后的身体检查同样重要

产后我们非常容易犯"忽视自己"的错误。因为家庭结构和生活节奏的改变，妈妈们的大部分注意力都放在了孩子和家庭上，而除了医院规定的产后42天例行检查之外，大多数妈妈没有主动进行健康管理的意愿和习惯。

但其实产后由于睡眠、压力等各方面的原因，妈妈们身体的抵抗力是较差的，建议大家产后半年就进行全面的体检，特别是妇科方面，20岁以后关注宫颈健康，30岁以后关注乳腺的健康，预防永远大于治疗。

保证睡眠，不要熬夜

关于熬夜，我相信大家之前一定看过如下表格内容：

时间	排毒器官
晚上 9 ~ 11 点	免疫系统（淋巴）
晚上 11 ~凌晨 1 点	肝
凌晨 1 ~ 3 点	胆
凌晨 3 ~ 5 点	肺
凌晨 5 ~ 7 点	肠

熬夜的危害不少，首先是容易诱发肠胃、心脑血管等疾病。熬夜的人剥夺了器官适时休息的机会，经常处于紧张状态下，所以患胃溃疡、高血压等疾病的风险较高。

其次是提高了患癌风险，熬夜会让内分泌激素水平紊乱，使得细胞代谢异常，影响人体细胞正常分裂，导致细胞突变。

再次是对视力、皮肤的影响。长期熬夜不仅是付出"熊猫眼"的代价，更重要的是长期超负荷用眼，会导致视力功能性减退，皮肤水分流失、纹路明显等情况。

最后，熬夜还会导致神经衰弱，甚至还会牵连引发抑郁症。

我在生病前相当长的一段时间内，每晚都会在2点左右入睡，熬夜已经成了习惯，有时候是因为手里的事而熬夜，但大多数时候是为了熬夜而熬夜。特别是当了妈妈以后，夜深人静的时候是最为享受和自在的时候，是真正属于自己的时候，所以就更舍不得睡了，"熬的不是夜，是自由"。

而熬夜带来的后果，也和它带来的诱惑一样巨大。健康的代价太过昂贵，我们谁都承受不起。所以我希望看到这里的妈妈，每晚能按时休息，提高睡眠质量，我们每个人都是自己健康的第一责任人。

避免长期隐形压力

包括婆媳关系、住房及教育焦虑、新手妈妈恐慌等一系列长期存在的精神压力，都在不知不觉地影响着妈妈们的健康。有时候表面上或许一切风平浪静，但一次次的隐忍和自我施压，伤神更伤心。

所以遇到这样的隐形压力，首先要正视它，不要逃避与隐瞒；其次要与自己的丈夫、家人一起协商，找到解决的办法；最后就是要调整自己的心态，不要过于敏感，不必过度要求完美，找到可以信赖的倾诉对象，安排好自己个人的生活，给自己喘息和允许偷懒的机会。

坚持锻炼，增强体质

锻炼是一项重要却不紧急的事宜，它不会一次就看到效果，但它的量变一定会带来质变。

推荐慢跑或者行走，几乎是在小区楼下就可以完成的日常锻炼；也推荐像游泳、网球这样的有氧运动，对体质的增强都有益处。

注意饮食

1. 少油少盐：如果有条件，多吃家里的饭，口味不见得很好，但最起码能保证干净、少油、少盐。长期"重口味"的摄入，是对心脑血管及肠胃的潜在损伤，健康第一步，先从清淡开始。

2. 多吃水果：与其每天用瓶瓶罐罐补养，不如每天坚持吃水果。水果中富含的维生素是身体不可或缺的营养元素，特别是妈妈们，多吃水果，从内到外都是滋养。

3. 均衡营养：教育宝贝不能偏食的同时，我们先反省一下自己，是否有偏食的情况。很多成年人口味及食物偏好已经定型，每天摄入食物品种单一，远远达不到日均营养元素摄入的及格线。所以尽量饮食多元化，肉类、豆类、蔬菜、杂粮、水果、奶制品都要有所摄入，才能给身体提供足够多元的营养支撑。

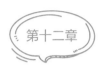

第十二章

产后脱发：我该不会成个秃子吧

产后4个月，我突然进入了密集的脱发期。

脱发几乎是无处不在的。卫生间的地面、洗漱的面盆、床单和枕套上、陪读的坐垫上，甚至是茉莉的衣服上……但凡有我出没的地方，总有那么几缕刚刚飘落的秀发，雁过留痕，我过留发！

脱发是来势汹汹的。之前以"根"为计量单位，而现在基本要用"把"来统计；脱发还是很"执拗"的，专注于前额区域，特别是发际线部位，以肉眼可见的速度露出了若隐若现的白色头皮。

如果说脱发是一种慢性心理恐惧症，那产后脱发就是视觉心理综合刺激恐惧症，每次我看着收拾完都跟小拇指一般粗的掉发，看着自己越来越锃光瓦亮的大脑门，心里面就忍不住嘀咕：天哪，我该不会要成秃子吧？！

在怀孕之前也是会脱发的，但都在正常的新陈代谢的范围内，况且还刚刚经历了孕期和头发稳定又美丽的"蜜月期"。所以尽管已经做好了"头发可能会掉"的心理准备，但当它真的来了的时候，我还是有点小慌乱。

网上的释义说得很明白，"产后脱发属于典型的急性休止期脱发，常发生于产后2～7个月之间。病因与激素水平、精神因素、饮食等有关，临床症状表现为头发容易断、掉发多、营养代谢性疾病等，一般无需治疗，必要时可补充雌激素"。总结一下，是个多发于产后不久、诱因复杂的短期常见"妈妈症"。

要说起概率，身边有产后掉发情况的妈妈们真不在少数，问了问身边的妈妈们，结果不出所料，所有的人都经历了产后掉发！但说到频次，区别就大了，有的妈妈就象征性地掉了两个礼拜，马上"枝繁叶茂"起来，有的妈妈从产后一直掉到孩子上幼儿园了，依然没有重振雄风。

所以说产后脱发真正最恼人的，一是你不知道它要脱多久，二是你不知道它到底要掉多少。

我是真的怕掉发，看看那些偶像团体里的小姑娘们，哪个不是发量充足浑身洋溢着青春的气息？所以发量于我来讲，就是可衡量年轻度的标尺，再怎么长大，再怎么成熟，这发量可少不得，少了怎么继续做"少女妈"呢？少了怎么和茉莉小姐将来一起臭美呢？

此刻就需要护发食材的帮助。孕期我一直在喝用黑豆、黑米、黑芝麻做成的"黑三宝"，加上整个孕期激素稳定，发质非常棒。但生完茉莉就没有那个时间和精力去做了，索性去超市买了一袋黑芝麻糊，虽然糖分多了点成分少了点，但胜在快捷方便，坚持喝了两个月，虽然发量没看出来到底有没有增加，但头发的光泽是明显变好了。

饭菜里撒黑芝麻，这是从我前同事那边"偷师"学到的。她是我见过的发质和发量最坚挺的二宝妈妈，除去先天的毛发条件不谈，她后天的习惯让我印象深刻，每次去食堂吃饭，都会自带一个小罐子，在米饭上撒黑芝麻，几乎顿顿不落。依葫芦画瓢，我也开始随身带着小瓶子了，每顿饭时，提醒自己在主食里撒一些黑芝麻进去，这个习惯一直坚持了小半年，而后随着我去了新公司没有单位食堂而结束。

食补的效果从来不是立竿见影的，但我相信这些护发食材，应该是默默地为我的毛发贡献了不少"光"和"热"。

去专门的头皮护理机构做护理。其实很多人都不知道，我们的头皮和脸上的皮肤是一块，所以对它做养护也是有必要的。但绝非楼下的理发店就可以随意打发，需要去有口碑验证的、专业的头皮养护机构。治疗前我通过仪器看到了自己的毛囊情况和头皮情况，最大的问题是正常人的毛囊可能会有两根或以上的头发，而我前额区域一个毛囊里只有一根，有的甚至没有，所以为什么前额发少，其原因就在这里。

坚持不烫不染。我不太赞成哺乳期妈妈去染发，如果能忍的话，连烫发也不建议。一是不能保证哺乳奶水的安全，二是烫染本身就对头发有着极大的伤害，何必在产后脱发这个敏感的时候刺激它呢？不折腾、不捯饬、勤爱护、慢滋养，以退为进，是我们固守的最好办法。

最后，我还坚持吃钙片。怀孕时就看过吃钙片防脱发的故事，所以我也按需进补了一段时间。但其实我们要搞清楚的是，人体中99%的钙存在于骨骼、牙齿中，缺钙有可能是导致产后脱发的原因之一，但绝对不是主要原因。所以补钙是我们作为"防脱工程"的配合手段之一。但如果你借着掉头发这个契机，像我一样养成了定期服用复合维生素和钙片的习惯，也算是件好事。

折腾了一段时间，大概在茉莉8个月的时候，我发现每天起床后的掉发情况改善了很多。其实现在想想，产后脱发对于心理的刺激，是远远大于它带来的生理变化。于产后妈妈而言，放松心情、减少焦虑，抱着一种无所谓的心态，在战略上藐视它，在战术上重视它，该过去的就都过去了。

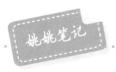

姚姚笔记

剪短发

短发带给我们的，是"掉发视觉安全感"，一根长发的发量和三根短发的发量相当，所以整理起来，会有种掉发少了很多的直观感觉。剪完短发本质上并不能让你的毛囊多几根毛发出来，但它的好处在于不仅方便打理，也能避免打理中的"误伤"。

养护调节

1.使用防脱系列产品

很多大牌都有防脱洗护系列产品，除了不建议哺乳期妈妈使用精油防脱的护发产品外，大家在产后脱发期有需求的话，可以试试有防脱功效的产品。

2.做头皮护理

头皮的皮肤和我们脸部的皮肤是一片的。如果你脱发严重或者是头皮毛囊有问题，可以寻求正规的头皮护理机构，做系统治疗与检测。

护发食材

有句老话说得好："吃啥补啥。"如果产后出现脱发的问题，那就多多摄入一些对于毛发有益的"黑色食物"，比如黑芝麻、海带、深绿色蔬菜等，日常饮食对于毛发和头皮健康很重要。

实在不行，买个假发片吧

在这里贡献一个我的"救急手段"——假发片。

产后脱发最厉害，特别是前额掉发明显的时候，我就用假发片来"装门面"，用下来发现这绝对是从视觉上补足发量的最快速、性价比最高的手段。

发达的电商造就了发达的假发制造业，只有你想不到，没有你买不到。所以如果产后妈妈掉发严重，影响到外形，那就试试假发这个简单易行的办法吧。

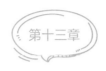

第十三章

产后睡眠：生完孩子最大的牺牲是什么

生完孩子最大的牺牲是什么？

是身材？事业？金钱？自由？

以上答案，都不是。

因为钱可以再赚，好身材可以再回来，事业可以再起步，精神和财务自由还能拼一拼。

真正能让每个妈妈都一声叹息、愁眉不展、触景伤情、失去就不重来的只有一个，那就是：睡眠！

生孩子前我不懂啊，根本就没把睡眠问题当回事。

随着肚子里宝宝的长大，慢慢地我发现，事情有些不对啊。

为什么我睡觉变得这么轻，邻居半夜几点起床去卫生间我全知道；

为什么我的皮肤这么瘙痒，大腿和屁股挠挠挠，痒得根本睡不着；

为什么我这么爱出汗，空调温度不能再低了，翻来覆去一头的汗；

为什么我总是想去厕所，能不能在房间里就放个夜壶啊！

为什么我的腰这么疼，床也换了孕妇枕也买了，咋还这么不得劲；

为什么我睡得这么不踏实，朝左睡还是朝右睡好，会不会压到小宝宝；

为什么我又饿了，不是睡觉前刚吃完半个西瓜、一瓶酸奶、两根黄瓜、一大碗宵夜嘛！

……

如上，就是我孕后期真实的睡眠写照。

本来想着是不是宝宝生出来就好了，结果却告诉我，太傻太天真啦！

月子里两小时一顿奶，哪管白天黑夜，睡眠成渣！

不亲喂也不能埋头睡，每晚定点挤奶，睡眠成渣！

吸完奶还得干活，洗净、消毒吸奶器，睡眠成渣！

为了娃好吃夜奶，挺胸弯腰到肌肉僵硬，睡眠成渣！

宝宝翻身咳嗽有异动，立马睁眼看两眼，睡眠成渣！

不仅是自己睡不好，宝宝这边睡眠那更是，"无语凝噎"。

热了尿了挤了，午夜大哭"惊魂"，睡眠成渣！抱在怀里哄睡了刚一放床上就醒，睡眠成渣！睡得好好的，一个侧身没控制住，直接翻起来，睡眠成渣！被子蹬了，把自己埋了缠了各种翻腾，睡眠成渣！此刻请脑补老母亲含泪凝噎的画面……

睡不好觉的痛苦，除了失眠和抑郁症患者外，大概妈妈们最有发言权。

有调查显示，养娃头一年，父母会少睡1055个小时，平均到每天少睡3个小时，绝大部分的觉都是妈妈少睡的。

睡不好觉的结果是精神涣散、焦虑易怒、形容憔悴、免疫失调……道理我们都懂，可还是没法睡个好觉，谁让我们是老母亲、大奶牛呢？

我记得茉莉4～6个月，是我睡眠最为混乱的日子。

那段时间茉莉一到晚上入睡前就开始大哭，而且哄睡只要妈妈，其他人一律不行。我就只能抱着她，从卧室走到客厅，从客厅走到卧室。有时候她状态好，半个小时就睡着了；有时候她极度兴奋，转了两个小时，大眼珠子还滴溜溜地转。更要命的是好不容易睡着了，结果往床上一放又醒了，于是又要开始继续下个轮回……

好不容易哄睡了茉莉，揉揉僵硬的肩膀和酸痛的老腰，我还要在睡前挤奶，挤完奶标记好存在冰柜里，再去清洗我的吸奶器具，因为再过3个小时，我又要起床来挤奶，循环往复。

那段睡眠严重碎片化的日子，我的精神状态和皮肤状态也受到了明显的影响。睡不好觉就容易暴躁、容易抑郁，再看着镜中自己肤色黯淡、眼袋醒目的邋遢样儿，更是陷入恶性循环。当时我唯一的心愿就是，什么时候能不用喂奶挤奶、不怕把胸部压出肿块、不用担心宝宝惊醒，能踏踏实实睡个整觉呢？

现在回想起来，除了妈妈们不可替代的哺乳、挤奶，其他的事情包括哄睡、奶瓶清洗等，完全是可以请家人代劳的。很多妈妈和当时的我一样，不想放手，怕孩子与自己疏离，怕没有做到最好，想任何事情都亲力亲为、全程参与，其实这种自己跟自己"较劲"的想法很不聪明，很不划算。

除此之外，只有宝宝睡好了觉，妈妈才能睡得更踏实。担心孩子半夜着凉，可以让孩子养成穿应季睡袋的习惯；担心自己翻身压到宝宝，就尽量养成分床睡的习惯；要想宝宝睡得更久，就把她的夜奶给喂足……做好这些准备工作，放下那颗老是悬着的心，才能好好地入睡。

　　当然，更重要的是自我解放。有了家人的分担，也提前安顿好了宝宝，除了等着挤奶闹铃提醒之外，一杯温热的牛奶、微微出汗的泡脚、枕边静候的眼罩，或者再来点助眠的音乐，再配上轻松愉悦的心情，你所有要做的事，就是快快地入眠、好好地睡觉。

　　所幸从现在开始关注自己的睡眠，并不太晚。

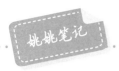

有些很小但是亲测有效的办法要分享给大家：

用白噪音助眠

这本来是我用于哄宝宝入睡，却意外发现对大人也很有效的一种方法。

白噪音是指一段声音中频率分量的功率在整个可听范围（0~20 KHz）内都是均匀的，而人耳对高频音敏感，所以白噪音听起来是沙沙声。在大自然中我们可以经常听到这样的声音，比如下雨声、海浪拍打岩石的声音、风吹响树叶的声音。

白噪音助眠的原理在于安抚神经，从而达到集中精力、助眠的功效。所以在入睡前听着规律且舒适的白噪音，把自己隔离在平静且自在的区域里，你会发现自己思虑很少，然后不知不觉就入眠了。

推荐几个我用过的白噪音APP，如sound sleeper、白噪音，都是免费的，大家可以下载试试。

提前卸妆

有太多次陪着茉莉讲故事哄她入睡，结果自己也一觉到天亮地带妆睡眠了。总想着把孩子哄睡了，自己还能爬起来卸妆洗漱，干点其他的事情，但事实却是，一旦你躺在床上，那再爬起来的几率就真不好说了。

没有卸妆就睡觉的坏处，除了小朋友可能会时不时来"啃"你的脸，有误食风险之外，还会把惦记洗脸这事的潜意识带入睡眠中，所以睡眠的过程并不是那么踏实，甚至我有次做梦还梦见要叫自己醒来去洗漱。当然还有个更大的坏处就是，如果总是疏忽睡前皮肤和牙齿清洁，日积月累，会让我们老得更快。

于是我给自己的生活习惯做了个小调整，如果当天晚上没有外出计划，那么回家第一件事就是坚持卸妆的习惯。早点卸妆不仅仅是保护皮肤那么简单，最重要的是可以让你放心地、没有任何顾忌地享受陪伴孩子的时间，入睡后也不用再惦记着对自己皮肤的亏欠，是个事半功倍的好习惯。

蒸汽眼罩

我第一次见识到蒸汽眼罩的威力，是在月子里。当时是因为新手妈妈的缘故，头皮发紧，精神焦虑，很难入睡，我妈妈就给我带来了蒸汽眼罩。戴上后我就睡了月子里最沉最舒服的一觉，沉到忘记起床挤奶，差点憋出了乳腺炎。

所以每当我睡眠困难的时候，我都会用蒸汽眼罩来帮助自己，一方面改掉睡前看手机的习惯，另一方面也温温热热，闻着助眠香，的确能更快更沉地进入睡眠状态。

还有，如果你是亲喂妈妈，半夜失眠，也可以试试眼罩，或许它能帮你尽快进入再次睡眠。

睡前泡脚

我在微博上不止一次分享了我家的泡脚心得。泡脚是一种方便且性价比高的养生习惯，入睡前泡到身体微微

出汗，不仅会带来睡眠质量的提升，还对身体的整体状态都会产生正向的效果。

分享一个我和家人一直在用的泡脚水配方，多半的蒸锅水+10g艾草（一把的量）+50g花椒+生姜片，除了艾草，花椒和生姜片可以煮2次，一周坚持2次。

这个配方的效果因人而异，大家依据自身情况参考使用。方法很多，但我们的目的只有一个，就是通过一些小习惯的改变和坚持，能让自己睡眠变好，免疫力提高，健健康康地陪伴孩子、享受生活。

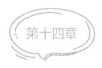

第十四章

新手妈妈进阶：那些难忘的第一次

我至今还记得那些成为妈妈后笨手笨脚和无所适从的"第一次"：

第一次见到茉莉，我躺在手术台上，护士清洗完后给她裹上被子，抱过来让我们进行"第一次亲密接触"，结果当茉莉那温热绵软的皮肤蹭到我的脸上时，我竟然害怕地向后闪躲，在"惊恐"中完成了我们娘儿俩的第一个照面；

第一次去NICU看望茉莉，护士把她放在我的怀里，我连胳膊都不知道该怎么放，抱完了不知道怎么才能把宝宝再交给护士，怎么都觉得不对劲，怎么都觉得别扭，像个木头人一样僵硬到不行；

第一次亲喂，我们俩配合了好久，茉莉不会衔乳，我不会哺乳，毫无章法地手忙脚乱，连旁边的护士都着急了，恨不得亲自上阵给我们做个示范；

第一次用奶瓶给宝宝喂奶，喂得太急也没有拍嗝，茉莉直接从鼻子和嘴里喷了出来，呕吐不止，直接把我给吓傻了，哭哭啼啼一整天，此后相当长一段时间看到奶瓶就害怕，用奶瓶喂奶这事只能让家人代劳；

第一次给宝宝换尿布，拿捏不好松紧，魔术贴也不知该贴哪个位置，换好后茉莉直接穿着尿布给侧漏了一床，手忙脚乱地各种收拾；

第一次遇到乳腺炎，胸部到颈部直接肿成了一块硬板，又难受又惊恐，去医院又觉得麻烦，不去医院又觉得难受，于是拿着吸奶器和土豆，含着泪水咬着牙揉了一上午，自己给自己"消化"掉了；

第一次给茉莉洗澡，紧张得手都不知道该怎么放了，洗脸怕让宝宝眼里进水，洗头怕耳朵进水，小心翼翼地沾水过了一遍，感觉洗个澡像高空走钢丝那么谨小慎微；

第一次独自在家带宝宝，刚开始开心得要飞起来了，心想可终于等到只属于我们母女俩的时间了，结果过了一小会儿就手忙脚乱，hold不住开始"黄昏哭"的茉莉小姐了，连忙给阿姨打电话，让她赶快回来解救我……

看了太多当妈后的美好画面，当突然被真实的情况"打回原形"以后，我一度陷入自我否定和怀疑的怪圈中不可自拔。一方面是羡慕那些能一手职场一手带娃的榜样辣妈的得心应手，另一方面因自己高估的预期和惨淡的现实而垂头丧气。

"连个孩子都带不好，我真失败"，当时心里只有这句话。

而现在敲下这段文字时，两岁半的茉莉已经在我旁边甜蜜地入睡了，她也从那个不到5斤的早产小朋友，长成每天嘻嘻哈哈无忧无虑的大孩子了，我也早已从一个"玻璃心妈妈"变成了曾经让自己羡慕的那种"hold住妈妈"，还算轻松地穿梭于职场、育儿、生活、自我之间，不会为了自己的笨手笨脚而怀疑自己，也不会因为自己的个别失误陷入自责。

现在回头想想，当初真是太焦虑了，从刚开始的"怎么那么难""我怎么什么都不懂"的各种崩溃，到现在逐渐变得淡定与得心应手的进阶时光，我真的很想告诉姐妹们：不用着急，也不用怀疑，因为时间的魔法棒会带你走上进阶"老司机"的道路：

尿布用得多了，什么日版、美版、薄版、厚版，根本难不住我们；

奶粉研究得多了，配方表、奶源地、有机、无机，心中早有定数；

绘本买得多了，启蒙、识数、国学、数字、天文、地理、小佩奇，一应俱全；

感冒发烧战斗得多了，高了吃退烧药，不高就泡个澡，一名淡定的"新生儿疾病体验师"就诞生了……

我们第一次当妈，孩子也第一次当孩子，都是从零开始。我们会不知所措，也会犯些错误，会羡慕别人的得心应手，会为自己的不给力唉声叹气，这一切的一切都是因为，我们对自己期望值太高，我们想成为更好的父母。

如果手足无措是因为不懂，那我们就去多做；焦虑烦躁是因为无知，那我们就去多学。父母不是孩子身边寸步不离的保镖，更不是事无巨细都要照顾的保姆，我们更像是孩子的"人生导游"，最大程度地创造自由和爱的环境，带他们去探索和认知世界，为他们成长的每个关键期护航，放大他们习得的每个闪光点，让他们获得爱与被爱的能力，获得精神与经济独立的能力，获得按照自己的意愿过一生的能力，然后潇洒放手，任他们翱翔。

所以当妈是一辈子要学习的事情，何必急在一时呢？

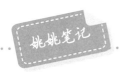

所有的妈妈都是从"新"到"老"

你完全不必为自己的"笨手笨脚"或"手足无措"感到内疚，新手妈妈的"新"就是原因与答案，一切为新，从零开始。

新妈妈的身份是件好事，它能让你去主动地了解和学习更多的养娃技能，接触和结交更多的妈妈朋友，获得更多的人生新体验；同时它也是件苦差事，它会让你偶尔或经常充满挫败感，还不定期会引发各式焦虑，让你逐渐变得没有安全感，并对孩子、自身及家庭的未来充满了担忧，这都是新手妈妈必须要面对的难题。

这是每个妈妈都要走的路，路就在那里，所以不用纠结走哪条路，而是要想想怎么才能走得好。

组团养娃的利与弊

现在很多新手妈妈流行"组团养娃",顾名思义就是同年龄段或是同社区的小朋友一起成长,父母一起互助交流。

组团养娃的好处在于可以及时地信息共享,互通有无,无论是在孩子喂养、生病咨询和经验分享上,还是在购物、上学等方面的互助和避坑上,组团养娃都是事半功倍的一种好方法。

组团养娃还有一个好处在于,可以解决独生子女孤独、缺乏高质量社交的问题。定期的活动可以培养孩子建立与他人的信任、社交技能,为孩子准备好一个社交环境。

凡事都有两面性,如果过度依赖他人的建议或者决策,那父母其实很容易形成惰性,缺少自我判断和自主学习的机会。有些适合其他孩子的方式方法,并不一定适合自己的孩子,因此不可因为有"圈子"或者"朋友",就丧失父母自我成长的主动性。

还有一个不能轻视的问题，那就是安全。特别是女孩家庭，一定要注意性侵问题，性侵在熟人间作案的概率较大，所以在组团育儿的过程中，父母一定不能过度信任，缺席监护。

当妈是一个终身学习的过程

如果说新手妈妈阶段总在不停地"踩坑"，那再往后的日子，你会发现自己要准备好"翻山"了。

妈妈是一个永远也不会毕业的角色，需要终身的学习和不断的自我迭代，无论是从孕期的产检知识，到生育后的喂养事项，再往后的幼儿管教，还是入学后的社会化教育、青春期的叛逆等等，陪伴孩子成长的道路，就是妈妈们不断"升级打怪"的道路。

我们要以人为师。多请教身边你认可的"榜样妈妈"，无论是接地气的养育知识，还是人生观价值观问题，学习她们的优点，汲取她们的经验。

我们要以书为师。与手机里刷屏的文章不一样，书里的知识是成体系的。读书时心是安静且聚焦的，读书是我们进行输入的一种好方式。

　　在网络发达、内容弥漫的当下，我们有各种让自己成为一个辣妈的信息获取方式，学习中有苦，更有乐趣。任何一劳永逸的想法都是徒劳且不正确的，当妈妈不容易，当个好妈妈更不容易。

　　选择成为妈妈，那这个标签的期限，就是一生。

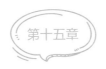

第十五章

身份转变：那些成为母亲才会有的"光"

在敲下这个标题的时候，我刚看完一篇文章，文章里介绍了一位英国作家蕾切尔·卡斯克（Rachel Cusk）在成为母亲后完成的一部作品——《成为母亲：一名知识女性的自白》。

与其他所有养育类、正面鸡汤类的书不一样，这本书里没有我们经常看到的成为母亲美好的一面，因为它字里行间充满了初为人母的挣扎、矛盾、痛苦与困惑。

其中有一段描述戳中人心："现代怀孕受控于某种宣传方式、标志及语言都属于同一种类的体制，令人惊叹……我的性别已然成为一个精心布置、很早前便已布下的微型陷阱，我无意间走入其中，如今已经无法逃离。我身上仿佛被怀孕打上了电子标签。我带有女人味儿的一举一动正受到密切监控。"

无独有偶，前几天我在朋友圈里发了我和茉莉的照片，我的一个朋友留言说：我身边这么多生孩子的朋友，看到她们的生活和状态，我对生孩子充满了恐惧和负担感，也就是你的状态让我对生孩子有些好感……

所以，这些畏惧生育和拒绝成为母亲的女性是少数吗？

不，绝对不是。

我身边，越来越多的适龄女性对怀孕生子产生抵触与抗拒的情绪。怀孕生子意味着什么？意味着失去自由，意味着财务紧张，意味着身体会承受巨大的疼痛与重构，意味着打破原有的生活模式与节奏，意味着失去隐私，意味着失去社交，意味着要担负一份持久又重要的责任，意味着你走上了一条不归路。

这些我都理解，因为我都感受过。

但成为母亲真的仅仅是无限付出与牺牲吗？除了无尽的负能量和对未知的焦虑外，是否还有些触动与铭记，让我们感受生命的真实与值得呢？

我想讲几个我们的小故事。

　　第一次见到茉莉，是在医院的NICU里。当我把她抱在怀里，看着这个因为早产体重连5斤都不到的小生命，连抬起眼皮都颤颤巍巍，似乎用尽了全身的力气来观察这个世界时，那一刻我心里充满了内疚又坚定的信念：宝贝啊，你是这么瘦小孱弱，从此以后，妈妈一定尽自己所能，让你感受爱，呵护你好好成长。那一刻，我第一次感受到了真实的责任感。

　　茉莉的出生给两个家族带来了喜悦，当我看着快90岁的太太温柔地抱起她，像捧着世界上最珍贵的珠宝一样，我被新生命所带来的力量感动了；当我看着原本天各一方的爷爷奶奶外公外婆，因为这个小生命的降临而齐心协作，我感知到了家和心的联结。

　　劳累了一天，或是纠缠于人际之累，每每回家后看见茉莉欣喜若狂地在门口迎接我、没心没肺地把自己的脸笑成一朵花，眼睛眯成一条线，嘴里的小牙齿毫无掩饰地"暴露"出来时，我也会毫无抵抗力地被拉进孩子的快乐里，因为在这一刻，我感受到了单纯与真诚。

　　因为茉莉的到来，我能更加客观地审视自己。当这个小人儿嘴里吐出我经常说的话时，当她会因为我的开心而开心，因为我的情绪低落而哭泣时，当她抱着妈妈捧回的奖杯不住地点赞，当我知道父母的高度就是她的起点时，我找到了自己要越来越好的理由。

这些微小却真实的感受，是一种当了妈妈才会知道的神奇，生活从来都是一地鸡毛的样子，但不同的是，成为了妈妈，我们渐渐拥有了把鸡毛扬起变彩虹的魔法、擦干眼泪继续微笑的能力，和孩子一起感受很多个"第一次"的精彩，让自己更坚定更拼搏的勇气……是的，成为母亲，我的内心变得强大极了！

除了心理的强大与丰盈，还有一些当了妈妈才会有的"隐形彩蛋"，也神奇地存在。

生完茉莉第一次体检量身高，护士报的数字是170厘米，我当时觉得肯定是量错了，于是要求再量一次，结果还是170，没有误差！原来这种神奇的"增高"术，真的可以因为生孩子而发生！第一个彩蛋把我给惊喜坏了。

在怀茉莉之前，我的发质是标准的沙发，就是那种老是毛毛躁躁、头发经常扭曲的样子，每次看到别人柔软顺直的"黑长直"，我都发自内心地羡慕。怀了个孕，剪了短发，每天饮食健康、睡眠规律，为了宝宝聪明还跟着吃了好多黑豆黑米黑芝麻，结果无意间也"造福"了自己，头发顺滑得像是刚被美发店精心打理过的一样，你看，生完孩子才有的第二个彩蛋，多么让人开心。

最后一个彩蛋，发生得很隐蔽，但很柔软，那就是我的肤质。我心中最柔软的感觉，就是小时候和妈妈有肌肤接触的时候，又绵滑又温软，一瞬间心里就充满了温柔的安全感，而我这个从小就瘦瘦巴巴的丑小鸭，皮肤干瘪又粗糙，拥有柔软的肌肤是个从小就想实现的梦想，这个梦想在我当了妈妈后实现了。在哺乳茉莉和她把小手伸到我的脖子、后背和肚子上时，我在想这份柔软除了孕期发胖的原因之外，大概是内心的爱也想化作能被摸得到看得见的温润，在诉说更多的"爱你"。

写完这些小故事，再翻了翻开篇提到的书，如果有机会，我想对这位作者，包括依然对成为妈妈这件事恐惧的大家，说说我的感受：

母亲从来不是一个简单的名词，而是一个动词，需要时间的磨砺和不断的成长，磨砺就意味着接受考验，成长就意味着需要不断学习与付出。这一路上充满了坎坷和挫折，你会质疑，你会迷茫，你会焦虑，你甚至会后悔。但当你外在充满了力量，内在充满了能量，翻越了这些给你带来过痛苦的大山，你会发现，从谷底到山顶，收获的不仅仅是攀登后的高度，你还看到了山下看不到的景色。

当母亲，是一种选择，不当母亲，也是一种选择，没有好坏之分，只有因人而异。如果成为母亲后的一些困难和压力像乌云一样压抑着你，那么请你相信，绚烂的彩虹与雨后的风景也会在不远处等你感受。

既然命运的安排让我们成为了母亲，那就不要去抵触和质疑，好好地感受和成长吧，因为母亲是世界上最神奇的角色，没有之一。

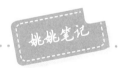

"母亲"的双面词性

母亲是个名词，她是一种身份，一种责任，是一种职业；母亲也是个动词，她意味着变化、适应、学习、调整、自我迭代。成为母亲是一种快乐，她意味着你会收获陪伴的乐趣，感受亲情的温暖，见证成长的点滴，享受生命带来的奇迹与意外惊喜；当然，成为母亲也是一种痛苦，她意味着你将体会分娩的痛苦与无助，经历哺育的孤独与劳累，失去大部分与自己独处的时间，财务压力永不停止地增大。

但成为母亲不是对自我的牺牲，而是和另一个生命一起，探索更多的可能性。

寻找身边的正能量妈妈

榜样的存在，是让你自身变得更好的动力，是让你的养育更加从容的老师。对于妈妈来讲，找到一个你身边的正能量妈妈，融入这个同频的圈子，是件重要且必要的事情。

正能量妈妈可以感染你。这样的榜样妈妈往往有较强的情绪管理能力，处理复杂或者琐碎问题，都有自己一套非常得体且行之有效的方法，和这样的朋友在一起，你的状态是积极饱满的。

正能量妈妈可以教诲你。无论是吃喝拉撒的难题，还是人生道路的抉择，榜样妈妈往往能与你分享她自己的"战斗"经验，让你少踩一些坑，少花一些冤枉钱和时间。

正能量妈妈可以激励你。当妈妈是需要鼓励与肯定的，也许得到别人甚至家人的肯定很难，但每当你有心事或者难题时，她们都会正向地鼓励和温暖你，只有妈妈能理解妈妈。

她不是遥不可及的偶像，正能量妈妈就在你的身边。她的陪伴与交流会时刻给你发出讯息：如果她都能做到，那为什么我不能呢？

不想当妈，索性放下

如果你是被"逼孕"，是对年龄和家人的妥协，是对世俗的让步，甚至是无可奈何的选择，那我劝你，索性放下。

成为父母的前提是，你一定是愿意承担父母这个身份背后的责任，满心欢喜地迎接小生命的到来，并且陪他（她）在人世间走一遭。

如果这本该纯净的初心，夹杂着无奈、慌乱、迷茫甚至逼迫，那请给自己更多的时间，再好好思考一番你的人生意义。没有做好准备，不要着急成为父母。

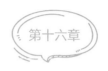

第十六章

背奶与断奶：甜蜜的负担

东拼西凑，我的产假休了5个月。

当我以新的姿态再次重返岗位时，二次起步的斗志、重归团队的兴奋，还有被同事夸赞"这身材跟没生一样"的小开心，都让我充满了期待，似乎除了增加"茉莉妈妈"的头衔外，所有的状态和激情都没有变。

但是有一样是变了的，就是胸前两坨，那个给宝宝产口粮的地方。

甜蜜的负担

从茉莉5个月起，我正式踏上了背奶妈妈的旅程。

在解放自我和坚持亲喂之间，我几乎毫不犹豫地选择了后者。我知道背奶妈妈的不易，但这丝毫不能动摇我要继续亲喂的决心。

于是从归岗的那天起，我便过上了家—公司—母乳室的三点一线的生活。

每天早晨带着前一晚洗干净消毒好的吸奶器，从冰箱里拿出冻了一晚的蓝冰，把备用电池和电源都收纳进母乳便携盒里，踏上北京的早高峰，一路堵到公司。

结束了一上午的工作，我不能在食堂或者陪同事吃饭，因为我要抓紧午休时间，回家给茉莉亲喂，这是保证奶量不减的重要步骤，也是我能与茉莉亲密的少数机会。

在一个小时内完成回家亲喂这一系列的动作后，返回公司，工作2～3个小时，去母乳室开始挤奶，如果在下班前无涨奶的感觉，我就会坚持到回家不再吸奶，如果临近下班时涨奶难忍，那我还是会拿着没有彻底消毒的吸奶器，再吸一遍。

现在回想起背奶的那段时间，耳边还会响起母婴室此起彼伏的电动吸奶器的马达声，想起冰柜里满满当当的贴着标签的储奶瓶、去晚了就没空当的插座……

背奶妈妈是真的辛苦，但背奶妈妈却也是真的幸福。每当拖着疲惫的身体回到家，看到宝宝抱着奶瓶咕嘟咕嘟时的满足与平静，看着冰柜里又增加了包含着妈妈心与血的储奶袋，看着宝宝越来越胖乎乎的小脸小胳膊，所有的辛苦变得不值一提，所有的劳累都变得甜蜜美好。

因为是母亲，付出再多，也心甘情愿。

几件"囧事"

背奶大半年，有几件让我记忆犹新的"囧事"。

有一次参加一个会议，由我担任主持人。会议开始前我已经提前挤好了奶，准备轻松上阵。前半段一切正常，但随着会议进入后期自由讨论和发问环节，我开始涨奶了，而恰好此时作为主持人的我是无法离席的，于是我咬着牙，整整憋了5个小时，这也创造了我的最长憋奶纪录。

当会议结束的那一刻，我立马冲进了女卫生间，这个时候我发现除了胸部已经肿成了两块大石头外，我甚至连胳膊都没法再抬起来了！一抬起来就是钻心的痛，从前胸到后背，整个上半身都变得紧绷起来。

我咬着牙在阴冷的卫生间里，光着膀子开始挤奶，因为没法使用吸奶器，也不忍心挤掉太多，只能非常小心地用手控制着量，忍着痛往外排。一场奶挤下来，我的后背全都是汗……

在这间卫生间，我大概度过了人生中最漫长的时间。

还有一次，我放在办公室抽屉里的溢奶垫刚好用完了。没等来新下单的快递送来，倒是等到了一个临时通知的会，只能硬着头皮去参加。

会议开到2个小时左右的时候，我感觉到自己有点"不对劲"了，先是低头看了看胸前，然后又抬头看了看满屋子的同事，自觉可能要出状况。

果然，心里还没嘀咕完，胸前的两坨"溢奶"就渐渐地出现并且匀速放大了。我急忙抬起胳膊，竖直挡在胸前，希望这个画面别让其他同事，特别是男同事看到。

即便如此，还是有几个同事眼神朝我"重点照顾"了好几次，当时的窘迫我现在还能清楚地记得，现在想想，还真是有点难为情。

最后还有不得不提的"夏季囧味"。

生过孩子的妈妈应该知道，母乳妈妈的身上是有股味儿的。在较大的空间里还好，但在密闭的环境里待得时间稍久，就会闻到"异常"的奶味，尤其是在夏天代谢旺盛的季节。

我休完产假是在4月，所以那年的整个夏天，我都在背奶中度过。每每挤在上下班高峰的人群中，或是慢速行驶的电梯里时，我都觉得非常不自在，怕给别人造成影响，更怕别人给我贴上一个莫须有的标签。

那年的夏天，空气中飘满了"囧囧"的味道……

断奶始末

在给茉莉母乳13个月后，我终于下定了决心，要给她断奶。

为什么要断奶呢？一是随着我回归职场，需要出差和外出的沟通越来越多，亲喂的时候也越来越少；二是茉莉对辅食的喜爱更胜一筹，而且每天摄入的食物已经能完全满足她生长发育所需的必要元素了。

当然更重要的一点，那就是经过了半年的工作，我的奶量已经不能完全满足茉莉逐渐上涨的食欲了。虽然我是那么地喜欢和迷恋给茉莉亲喂的过程，但一想到为了自己的睡眠完整和胸型挽救，还算笃定地做了断奶的决定。

断奶不是件容易的事情。

首先断奶是一件需要团队配合的事情，主要人物是两位：

妈妈和宝宝，辅助人物是家庭其他成员。

其次断奶是有方式方法的，也就是套路。硬不给孩子吃，不可取；硬给自己憋回去，不可取。这是一个平衡减量的过程。

再次就是断奶的方式有千百种，每一个妈妈的断奶方式都不同，就像每个妈妈生宝宝的经历也不同一样。别人的经验可以参考，具体怎么断奶，还得看自己和宝宝的具体情况。

最后就是提前做好心理预期，给宝宝断奶除了身体上的再度适应之外，感情的割舍与重构才是对妈妈最大的挑战。

在说到断奶过程前，先讲讲我和茉莉的情况。

我是一头奶牛，在整个哺乳期都保持着相当不错的产量。一个奶水丰沛的妈妈在母乳和挤奶的时候很幸福，但在断奶的时候，就另当别论了。

我还是个典型的奶睡妈妈，虽然看了一大堆不提倡奶睡的文章和建议，但是抱歉，对于职场妈妈来说哄睡实在是太累了，宝宝一夜至少醒两回，奶睡真的是最省时省力的办法。

所以对于我来讲，如何在不得乳腺炎和奶结的情况下减少奶量并且成功戒除夜奶，是我的断奶重点。

再来说说茉莉的情况。茉莉是不足35周的早产儿，一出生就被抱进了NICU待了9天，压根儿没有给我亲喂和初乳的机会。所以她第一口吃的不是奶头，而是奶瓶。

出了NICU以后，由于体重不够，医院要求必须吃早产奶粉追体重，所以茉莉出生的第一个月，我们每天都是一次奶粉加一次母乳的混合喂养。

一个月后茉莉就成功追上了体重，我们就切换成全母乳喂养，注意，这里是全母乳，不是全亲喂，每次都是我挤出奶，放入储奶袋，然后放进专用的冰柜冷藏，再自然解冻后瓶喂给她。所以从一开始，茉莉就对奶瓶有很高的接受度，感觉奶瓶是她的亲妈，我像是她的点心和安抚奶嘴一样。

这就决定了茉莉的断奶，比一直亲喂或者不接受奶瓶的宝宝们，要容易一些。

所以基于我们的现实情况，我给自己和茉莉分别做了些断奶方案。茉莉这边主要是奶粉转化和戒掉夜奶，我那边主要是回奶和胸部护理。

先来讲讲茉莉小姐这边的进展：

奶粉和母乳转化

茉莉很明显喜欢喝母乳，这点我还蛮好奇的，混合喂养的时候，母乳能喝到180，奶粉喝个120就丢在一旁了，不是说奶粉更甜宝宝更容易接受吗？果然每个宝宝真的都不太一样。

所以我给自己定下的第一阶段目标就是：要在她喝光我的母乳存货前，爱上奶粉！

刚开始的两天，我们一遍母乳加一次奶粉地交替，后面逐步两次奶粉加一次母乳，本来打算依次顺延到白天全奶粉瓶喂，结果发现之前太粗心，计算错误，打开冰箱就剩最后一袋奶了！

没有存货就只能硬着头皮上，喝或者不喝，就只剩奶粉了，我已经做好了被她拒绝，然后逐渐消瘦的准备。

但实际情况是，当我给她吃了一整天的奶粉后，我发现茉莉并没有表现出任何抗拒和不适，也没有来找我掀衣服，奶量也没受影响依然充裕。或许她也知道，从今天开始，她和妈妈要团结协作，来完成断奶这件事了吧！

所以有时候可能我们预想的困难重重，怕宝宝不接受、会难过，但其实真正做起来，才发现你的宝宝可能比你想象的要给力多了。

断奶睡+断夜奶

在没有难度地完成奶粉转换后，真正的大挑战来了。

就像之前说的，我知道奶睡不好，但是我真的太累了。

我没有办法每晚抱着茉莉来回踱步或者拍哄入睡，半夜哭闹的时候再次拍睡，我只能每天晚上把她放在我的旁边，看她吃着奶心满意足地睡去，而且多半时间喂着喂着我俩就同时睡着了，所以奶睡简直是解救职场妈妈的一大法宝啊！

前面太舒坦，后面就费劲了，说的就是奶睡和夜奶这事。

还好我有个给力的婆婆，她简直就是此刻的救星。在我自己尝试了几天失败后（主要是一听到茉莉哭还是不由自主地要给她塞奶头），婆婆就主动承担起了夜晚哄睡陪睡的任务。

于是茉莉的入睡由之前的奶睡变成了现在的哄睡，负责人由妈妈变成了奶奶。每次入睡前我都会听到婆婆的卧室里两人要"缠斗"好久才会逐渐恢复安静，所以哄睡小朋友是一件多么需要耐心和时间的事情。

然后就是解决夜奶的问题，断奶前茉莉和我睡时一晚上至少醒两回，凌晨两点左右和凌晨四五点左右，她醒了我就躺着喂，然后我俩再继续睡。

现在要断奶了，夜奶当然也要趁机断了。我们的行动方案如下：

第一步：适当推后宝宝最后一顿奶的时间。茉莉之前和我基本每天晚上8:40就睡着了，换奶瓶后逐渐拉长到9点或者9点半，尽量向大人休息时间靠拢。

第二步：适量增加最后一顿奶量。我们每次会多加30毫升的奶，事实证明，吃饱了宝宝会睡得踏实一些。

第三步：夜醒先安抚，不行上奶嘴，最后塞奶瓶。半夜宝宝醒了之后，千万要沉得住气，不能听到宝宝哭就慌，直接给塞奶瓶。先试试拍睡甚至是抱睡，因为宝宝夜醒不一定是真的饿了，而是需要安全感。如果安抚不起作用，可以给宝宝安抚奶嘴，接受度高的宝宝会逐渐安静下来。最后实在不行，就去给宝宝冲奶粉，给奶的时间也逐步推后，从刚开始的3点，到3点15……小幅度地推迟夜间给奶时间，慢慢地，宝宝就可以坚持到天亮才会有喝奶的需求。

经过一个礼拜的试验，茉莉成功地戒除了夜奶。现在她的作息时间非常固定，每晚9点到9点半入睡，早晨7点起床，中间会翻滚几次，一般拍拍就能继续睡着，算是个名副其实的"天使宝宝"。

说完了宝宝，接下来就该关心我这边的"断奶工程"了。

回奶茶

我给自己准备了不下三种的回奶茶，有直接购买的，也有拿到配方自制的。回奶茶确有功效，但自制的回奶茶有一个问题是，中草药味儿太浓，每次喝的时候让人难以下咽，感受都不是太好。

所以建议大家买市场上口碑比较好的回奶茶，省时省力，还照顾味蕾。

吃回奶食物，少喝汤类

我在哺乳期都是喝白开水和煲汤来保证奶量的，所以在要断奶的那一段特殊时期内，在不影响健康的前提下，少喝水，尽量不喝汤。

根据朋友的建议，我用柠檬水和山楂水来代替白开水饮用，有选择性地多吃像韭菜这样的回奶食物，当然，食材对于回奶快慢的影响也是因人而异。

重启胸部护理

断奶就是重启胸部护理的时间点啦！断奶后做胸部护理，一是可以疏通乳腺；二是可以收副乳，母乳的妈妈95%都被宝宝的小嘴拉扯出了副乳，像我这样的都有脂肪游移到了背部，其他妈妈的问题更是多；三是可以重塑胸型，这对于产后准备复出，特别是职场妈妈们特别重要，千万不要因为有了孩子就放弃对自我身材的管理，这个很重要！

同样，胸部护理机构也需要花点时间和精力仔细筛选，切勿被不良商家诱导进行冲动或盲目消费，更别交智商税。

最有用的，还是靠"憋"

其他的辅助手段用完以后，其实你会发现，奶量好像还是得靠自己"憋"回去。是的没错，就是那一次大会后憋得抬不起胳膊，我第二天就发现，奶少了一多半……

所以断奶期可以适度地让自己忙起来。把时间安排紧凑一些，给自己"憋奶"的机会。但一定要把控好时间，当你感觉自己离乳腺炎和乳腺结节非常接近的时候，那么，快去卫生间，用手把它挤掉……但要记住，此刻别用吸奶器！不要给大脑任何需要排奶的相关联想和刺激，让它们分离得一干二净吧！

时间仿佛又回到那年11月28号，我给茉莉断奶的那一天。

我知道那天是最后一次来感受只属于我和茉莉的亲密时光了。我忍不住多喂了她好几次，她静静地看着我的眼睛，我也看着她那仿佛包囊着宇宙万物的纯净眼神，突然间我才感觉到自己的眼睛里早已充满了泪水。

一直盼望这一天快来，却也怕这一天的到来，当它真的到来了，才能感到自己心里在痛得流血。

所谓母女一场，是渐行渐远地分别，也好，这就当作我们的又一次分别吧。因为每一次分别，你都会长大，虽然妈妈不舍啊不舍。

还好我现在拥有你，妈妈永远爱你。

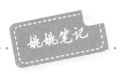

背奶妈妈的装备

电动双边吸奶器：职场妈妈推荐使用双边的、电动的吸奶器。单边效率太低、手动的耗时耗力，非常不适合做职场背奶用。

储奶瓶、储奶袋：除了两个用于安装在吸奶器上的奶瓶外，还需要备至少1个储奶瓶，或者有的妈妈是直接将挤出来的奶灌入储奶袋，具体的数量按照自己的产奶量和吸奶频次决定。

保温收纳包：需要一个有保温材质的储奶收纳包，用于把奶从公司运输回家的这段路程。尤其是在夏天，一定要注意保存奶水的环境温度，避免因保存不当引起奶水变质。

其他物件：蓝冰是放置在储奶收纳包里平衡温度的必要物件；吸奶器还需要常备电池，用于没有插电口的特殊情况。有时候吸奶器里的马达等重要部件也会发生一些故障，如果有条件的话，可以有个备用机以备不时之需。

最后，重点提示一下，吸奶器应该买质量有保证的，除了大大提高妈妈们的"工作"效率外，使用的舒适感也很重要，毕竟谁用谁知道。

吸奶器消毒：每次在单位吸完奶之后，怎么消毒一直是困扰妈妈们的一个大问题。像我们公司是有母婴室的，但没有消毒设备。所以每次我都必须拿着这些物件去公共卫生间清洗。简单清洁后，再用开水烫一烫，然后等回到家，再彻底地进行消毒。

防溢乳贴：建议职场妈妈在办公室备一些防溢乳贴，特别是夏季衣衫单薄的时候，溢奶总是来得猝不及防。

防溢乳贴和姨妈巾一样，需要勤更换，避免滋生细菌和异味。

断奶的时间

几乎所有的妈妈都会面临同一个问题，什么时候断奶？

我们可能会听到五花八门的答案：有老人说一年就够了，可以断了；看到一个网上的帖子说，8个月就行了；甚至还有一种说法是，来月经就不能喂了。

除了这些说法外，权威组织例如美国儿科学会（AAP）建议至少喂一年，世界卫生组织（WHO）建议至少喂两年，答案不一。

所以断不断奶，什么时候断奶，是妈妈基于孩子喂养及健康情况、自身精力和实际情况作出的决策。

如果孩子日常摄入的营养已经足够，且健康情况稳定，那妈妈如果有断奶的想法和计划，完全可以执行。不必为断奶后是否会引起孩子免疫力降低、是否会影响亲子关系这些没有定论的问题担忧，母乳带来的抗体对于小月龄宝宝来说非常重要，但是对于较大的宝宝来说，其自身的免疫能力建设已经有了一定的基础，足够用自身从食物、锻炼中获得的能力去获取抗体。对于亲子关系而言，除了喂母乳，拥抱、亲吻、陪伴都可以促进亲子关系的密切度，并非只有亲喂一种办法。

如果你不愿意断奶，还希望继续和孩子之间这份专属的亲密，那你大可不必受环境或旁人影响，坚持自己的想法，享受、珍惜这段难忘的时光。

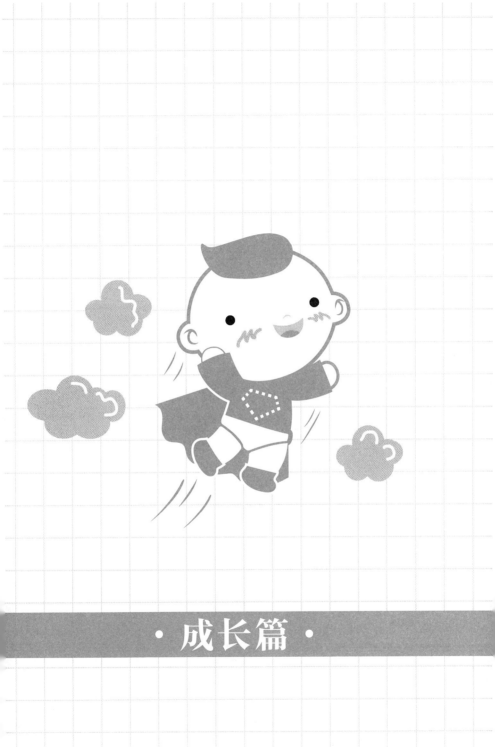

· 成长篇 ·

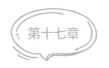

第十七章

全职妈妈VS职场妈妈

"这个时代对女人的要求很高，如果你是个职场女性，大家会认为你是个糟糕的妈妈，如果你选择全职妈妈，别人会认为孩子是女人的全部。"

这段来自电影《找到你》里的对白，多么直接又真实！

职场妈妈要面对什么

职场与生育的对立，大抵从求职一开始就有了相互"矛盾"的苗头：面试时，未婚的会被问到什么时候结婚，已婚的会被问到什么时候要孩子，生完的会被问有人帮你带孩子吗，有二胎计划吗。

如果你在职场怀孕了，那对立面显得更为直接了：孕期的工作量如何设定？项目敢不敢、能不能交给你？产后休假的职位缺漏如何填补？领导不显山露水的真实心理活动到底是啥？

重返职场后，似乎所有的沉默突然就变得直白起来：萝卜还在，坑没了，同事间的城池之争，重新回归后的心理调整，新人带来的潜在压力，自我与集体、工作与家庭、人情与规矩之间不断产生的摩擦。

是不是每个职场妈妈，都在事业的野心与陪伴的亏欠中多次摇摆过？

是不是每个职场妈妈，都有无数次想辞掉工作却被现实的压力拉回来的经历？

是不是每个职场妈妈，都在孩子抱着大腿、牵着衣角、小嘴里喊着"妈妈不要上班"时，心里被揪得很疼过？

这架叫"母亲"的天平，从来都没有在职场与家庭中，平稳不变。

全职妈妈要面对什么

如果说职场妈妈面对的是抉择之难，那对于全职妈妈来说，那些混合着焦虑、枯燥、琐碎、误解的隐形压力，才是真正让她们感到疲惫的枷锁与乌云。

全职妈妈是什么？

是身兼保姆、厨师、早教老师、心理医生、幼儿疾病体验师数职的老妈子；

是有较高与社会脱节风险，经济权失控、话语权失控的"弱势"女性；

是具有精神疾病高发风险、24小时全年无休的另类职业；

是徘徊在守寡式婚姻和丧偶式育儿里独自扛起养育大旗的另一半；

是周旋于各路关系与社会角色中的超级中转站和情绪填埋器……

我们从不否认那些成为母亲以后的幸福和体验，虽然有越来越多的男士认识到也在很好地履行"共同养育"的职责，但女性在孕育、生产和养育过程中，无论是身体还是精神层面，付出的代价比男性要多得多。

所以职场女性和全职妈妈问题对于女性才显得如此现实又尖锐，而对绝大多数男性来说，几乎没有选择成本。

我曾经陷入这两种身份的抉择中，难以拿捏，纠结许久。

一方面我很想完整地守护着这个每天都带给我惊喜的小生命，把所有的时间和精力都用于陪伴，见证她一点点的成长；另一方面我的内心深处也渴望着接受职场的红利，去开拓更多的领域、增广见闻，去挑战和获得更高的视野和认知，让自己处在一个流动又多元的社会之中，去更广阔的空间成长。

不忘初心，方得始终

最终我顺从了自己的内心所想：回归职场。虽然在成为全职妈妈还是职场妈妈这个问题上，我做出了到现在为止还算满意的选择，但坦白地讲，做出这个选择，不洒脱，但笃定。

我肯定会失去24小时全天候亲密陪伴的条件，肯定会错过很多个值得见证的第一次，肯定会失去很多个和她一起迎接太阳的早晨及陪伴入梦的夜晚。但是，我一定会给孩子更高质量的陪伴，一定会在第一时间把珍贵的瞬间珍藏和记录，一定会在下班、起床的第一时间，给她一个最甜蜜的吻，哪怕她不会记得……

一个女人先要成长为更好的自己，才能有更好的能力去爱你的家人，去爱这个世界。

　　选择成为职场妈妈或是全职妈妈，是大多数女性都会面临的一道充满了挑战的考题，有的人会花很长时间去做决定，有的人做决定往往就在一秒钟。无论难易，大家都要做出选择，勇于担当。

　　如果回归职场让你觉得踏实，让你可以维持正常或体面的生活，让你觉得对于未来充满了安全感，是你成就自我的路上不可或缺的一环，那就勇敢地抛下那些所谓的顾虑和不舍吧！

　　回归职场并不代表着你对孩子成长的缺席甚至是失责，相反，那些事业有成、自我状态良好的母亲，从方方面面都带给孩子及家庭正能量的影响和补给。曾经有研究发现，很多成功男性身后都有一个非常有进取心、有自我追求的母亲，如美国前总统奥巴马、特斯拉创始人马斯克，摒弃掉无用且冗长的陪伴，用高质量的陪伴去潜移默化地影响孩子，并成为孩子终生的榜样和好朋友，这反而是职场妈妈的育儿优势。

　　如果陪伴孩子让你觉得安心又幸福，家庭不会因为你退出职场而有任何经济上的损失，家里也需要你来承担全职养育这个角色，或者你只是单纯想在这个时候就只做当妈这一件事，想要停下来陪这个小生命完完整整地走一段，那就淡化对于职场的留恋与幻想，全情地投入到成为全职妈妈的自由与幸福中去吧！

那些与孩子一同讲着故事进入的梦乡，和宝宝一起晒着太阳睡懒觉的美好，那些只有你见证的小家伙的"第一次"，那些专属于你和孩子的秘密语言，那些拥有大段时间的自由与淡然……这些在事无巨细里沉淀的依赖和信任，是专属于全职妈妈的快乐与财富。

如果你试着以一生为长度，去做一个不拘泥于眼前的决定，你会发现，无论是职场妈妈还是全职妈妈，其实都只是人生的一个阶段、一段路而已，而我们当下要做的决定，只服务于一个前提，那就是，顺从当下，储备未来。

总之，选择你能承担的，承担你所选择的。

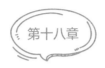

第十八章

当妈是个技术活：修炼四象限

有天我在换衣服，准备出门参加一个活动，吴sir在旁边看到了我因弯腰而塌下去的肚皮，"你该好好收收肚子了"，他随口一说。

说者无心，听者有意。

当妈以后不止一次地感叹：这个世界对女人的要求太高了！

既要会赚钱，还要会带娃；

既要有身材，还要有内涵；

既要有诗和远方，还要有锅碗瓢盆；

既要谈财经政治，又要玩抖音微博；

既要有女神范儿，又要能接地气；

既要一手写BP，又要一手换尿不湿；

既要会打扮，又要会持家……

是的，如果你没有当妈你就真的不会知道，会有这么多的挑战在等着你。

每个月龄宝宝的发育基本指标是什么？冲奶粉是先冲奶还是先放水？13价肺炎疫苗过了5个月就很难打了吗？宝宝第一口辅食要怎么添加？缺钙缺铁了要怎么补充？蒙台梭利、华德福哪个派别更适合我们的教育理念？今天起床想给宝宝扎个丸子头，怎么扎呢？

这些只是技术层面的。

孕早期吐到昏天暗地怀疑人生，孕晚期尿频骨痛，根本睡不好觉；生个孩子毫无隐私和尊严可言，后面还有绕不开的开奶和剖腹产后压肚子的恐怖；母乳妈妈成了宝宝的人肉奶瓶，每天挂在身上，喂饱肚子还要负责哄睡，然后不小心再瞥见镜子里那个虎背熊腰满脸憔悴的老妈子。

这些也是对心理的极大挑战。

在我敲下这些问题时我就在想，但凡在怀孕前知道自己要攻克的问题如此之多，那我也会劝一劝当时义无反顾的自己，想想清楚再踏进这个围城，当妈不是你想的那么容易，那是一项充满挑战的技术活儿啊！

所以，我们怎么才能做个游刃有余又点面俱到的老妈子呢？似乎是事无巨细，又好像万变不离其宗，于是我给自己画了四个象限，简称"修炼四象限"。

辣妈修炼图

职场	家庭
① 时间 + 精力管理 ② 职场硬本领 ③ 职场终局规划	① 夫妻关系　② 亲子关系 ③ 婆媳关系　④ 亲戚关系
自我 外修皮囊，内修功力	**人际** ① 妈妈圈　② 闺蜜圈 ③ 职友圈　④ 进阶圈

第一象限：家庭

这个象限里包括了一切与"家"有关的人物及其衍生的关系。

首先是夫妻关系。

夫妻关系是我们家庭的基石，也是最重要的部分，哪怕因孩子的到来，大家的侧重点有所倾斜，但夫妻关系是永远要高于亲子关系的，只有有一对稳定且有爱的父母，才会有温馨的家庭、懂爱的孩子。

夫妻关系是需要双方一起经营的，但凡有一方掉线或退出，这个关系都是不可维持的。孩子出生后的第一年，是夫妻感情最为脆弱也是最为危险的一年，很多夫妻就是没挺过这一年，而给家庭、自己和孩子带来了较大的伤害。

所以无论再忙、有多挂念孩子，也要留出夫妻单独相处的时间和空间。定期聊一聊家庭里的大事小事，开诚布公地说说对方做得不好或者是做得好的地方，只聊事情，不带情绪，并讨论出解决的方式；给两人放个小假，从家里屎尿屁的环境里换换空气，溜去一个可以偷懒的地方，重新找找二人世界的感觉；一起设立生活与工作目标，一起分担养娃和养家的责任，相互督促、相互扶助，彼此陪伴却不相互羁绊，彼此亲密却不相互缠绕，彼此爱慕却不相互占有，就算生活重叠，依然保有自我空间，同步成长，风雨并肩。

其次是亲子关系。

我们对孩子的爱是毫无缘由的，大抵是人世间最纯粹最自然而然的爱之一。而我们要怎么爱孩子？爱到什么程度？用什么方式去爱？……这些不该成为无缘由的问题，而是我们都该想清楚的问题。

亲子关系很重要，它是我们每个人来到世间后遇到和经历的第一种人际关系，它是影响孩子的性格、三观、情商等的起始点，"幸运的人一生被童年治愈，不幸的人却要用一生去治愈童年"，所以从本质上讲，一个人永远走不出他的童年。

首先，我们要给孩子一个有爱的家。在爱里长大的孩子，从来不缺乏安全感，不会因为他人的批评而自卑，不会因为他人的影响而轻易叛逆，因为他们知道，爸爸妈妈永远会在身后支持他们、爱他们，引导他们去迎接阳光又开阔的新世界。

其次，身教永远大于言传。你是孩子的一面镜子，也是孩子的首任老师，孩子学习你的语言、动作、习惯、微表情……永远不要试图用命令的话语去指挥孩子，当你想让你的孩子变成理想中的孩子时，很简单，只需要做好自己就足够了。

最后，尊重孩子、教育孩子、陪伴孩子。尊重我们的孩子，蹲下来和他们平等地对话；在他们成长的道路上，在他们迷茫或者即将走歪的时候，拉他们一把；在还能拥有彼此的日子里，尽可能高质量地陪伴孩子，所谓的母子一场，就是一场渐行渐远的旅行，趁着我们还有时间，好好陪伴，才不会后悔。

再次是婆媳关系。

这几乎是在中国有孩子的家庭里绕不开的话题。

婆媳关系会随着孩子的到来变得更加实际，特别是家里公婆照顾月子或者常带孩子，总会无法避免地发生或大或小的摩擦。

婆媳关系的处理要记住这几个词："同理心""包容""遗忘"。多站在对方角度想问题，不在情绪爆发期解决问题，多练习"金鱼记忆法"，7秒后就遗忘。

与老人最好的距离就是一碗热汤的距离。当然，如果实在相处不来，那就不要为了孩子硬是挤在一个屋檐下，想办法请别人也好，自己带也好，别让婆媳关系成了家里的负能量。

最后还有一些亲戚关系。

亲戚关系就像烹调菜品的调味料，不会影响你填饱肚子，但会影响你食用的口感与心情。亲戚关系的打理就像浇花一样，不用时时刻刻关注，只需要在必要时刻添水施肥。

第二象限：职场

对于职场妈妈而言，职场能带来的不仅是财务上的安全感，更是一种对于自我不断迭代的诉求和挑战，是重新回归动态社会的入口。

职场妈妈是需要一些方法论加身，才能较为自在地游走于家庭与事业之间。

首先，学会时间和精力管理。我们不再回答如何平衡家庭和事业这个无解的问题，我们唯一要做的，是如何把时间管理起来，物尽其用，发挥它该有的作用。用科学的、有计划的方式，融合好家与工作之间的关系，也处理好自己与他人的关系，遵循"要事优先"的原则，做高效的工作，实现高质量的陪伴。

其次，修炼职场硬本领。找到专属于自己的、他人不可替代的职场"杀手锏"，有一定的技术或专业门槛，或者是有较强个人属性的非流水线业务，不怕因生育而丢掉岗位，不怕因离开而造成财务损失，有一种走到哪里，我都能创造价值的底气。

最后，一定要有清晰的职场终局规划。我们已经过了浑浑噩噩、来活干活的年纪了，这个时候一定要对自己的职场规划有着明确的认知，明白自己的职业终局在哪里，是什么。如果你想成为CMO（首席营销官），那就开始修炼公关、市场与品牌的各项技能；如果你想成为服装设计师，那就从源头开始，一点点打通各个环节的关键点；如果你想自己创业，那就把创业路上的坑尽可能多地预演一遍。对于职场，时刻掌握主动，是给自己最好的安全感。

第三象限：自我

对于自我的进阶，其实就是八个字："外修皮囊，内修功力。"

一定要对自己的"面子工程"负责。谁都无法拒绝一个光彩照人的女士的魅力，包括你的丈夫、孩子、同事、朋友，还有你自己。当你面容紧致、身形优雅、衣着得体、神情自若，背后折射的是你对生活的热爱，对自己的期许，还有对未来的希望，这样正能量的美女，谁会不爱？

当然，只有外在的"美"是不够的，我们还要修炼内心的"韧"。一个人的外在决定别人想不想了解你，而内在决定别人会不会尊重和认可你。

当了妈绝不代表着止步不前，相反，这是你开启"二次成长"的绝佳时刻，身教永远大于言传，当一个孩子拥有一个对未来规划清晰又身体力行的妈妈，他（她）就拥有了一个最好的老师和榜样。

不建议把时间浪费在追剧、八卦、刷手机等投入产出比极低的事情上，多把注意力放在自我的提升上，多读书、多接触那些走在你前面的人、多思考多输出、多练习情绪掌控力、多找机会开阔视野、多为健康付出与投资……成为妈妈后，就要学会对自己越来越有限的时间负责，要为自己的成长和升级负责。

第四象限：人际

良好的人际环境带给我们的不止一些可见的资源和帮助，更多的是精神的舒畅和愉悦感。

成为妈妈以后，我们原本稳定又单一的圈子，变得更加细分了。除了新加入了妈妈圈外，还有闺蜜圈、职场圈、进阶圈。

妈妈圈让我们有了咨询生病、讨论教育、找伴玩耍、吐槽家长里短的好地方；闺蜜圈是只属于我们自己的小天地，可以尽情地和闺蜜八卦世界、享受友情；职场圈是那些同样旨在职场有所作为、以后或者现在可以合作的同频人；进阶圈，则是那些比你优秀还比你努力的"榜样"朋友，激励着你向着更好的方向去努力奋斗。

每个圈子都是精彩的，每个圈子都是我们需要的，这是我们的社交资本，更是我们的进阶传送带。你是什么样的人，便会吸引什么样的人。

我记得在微博上曾经敲下这么一段话：

工作中干练高效，生活中温暖有趣，

能hold住暗流涌动的职场交锋，搞得定突然溢出的屎尿米糊，

国际动态随口而谈，奶粉品类了如指掌，

既有自己明晰的职场规划，又对孩子的教育胸有成竹，

与丈夫保持共同进步，与家人维护舒适关系，

善于在繁杂喧嚣的世界中抽离自己，

珍惜并享受自己打拼的职场安全感，

不为孩子迷失，不为他人妥协。

欢迎踏上这条亦苦亦甜的修炼之路。

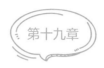

第十九章

育儿焦虑:"你太紧张了,放松下来"

　　大概在茉莉十个月的时候,我们家爆发了一场小小的战争。

　　一向黏着妈妈的茉莉突然对我变得非常冷淡,干什么事情都要"奶奶奶奶"。

　　我下班回家迫不及待地想抱一下,不要!让妈妈给喂饭,不要!妈妈陪着游戏,不要!晚上妈妈陪睡,也不要!

　　这让和茉莉关系处在蜜月期的我异常难过,一个人趴在卧室的书桌上,扎扎实实地哭了一鼻子。那种被最爱的人嫌弃、感情被"抢夺"、自己感觉无用的复杂情绪混合在一起,一股脑将我打倒。

就在失眠的那天夜里，我向一位姐姐倾诉了我的委屈。姐姐耐心地告诉我，孩子没有做错任何事情，在她这个年龄段，谁陪她多她就黏谁，这无可厚非。

"其实原因在于你，你太紧张了，也太在乎了，因为孩子这个无意识的表现，就让你反应这么大，还是你太焦虑了。"

是的，我太焦虑了。

成为妈妈以后，我发现我和焦虑相遇的频率变高了。或是在担心茉莉身体有无异样的不安里，或是在为她选择教育的瞻前顾后里，或者是在自己成长和事业的徘徊里，或者在受到别人有意无意的影响里。

焦虑除了带来我自己的心烦意乱外，它还像个大染缸一样，能把我身边所有亲近的人都给同化了，它是生活里最大的负能量来源，没有之一。

我常在想，之前我的幸福感门槛很低，一件小小的事情就能让我喜笑颜开，对未来也从未过分焦虑，为什么当妈之后，有了这个可爱的小生命之后，我拿自己的焦虑情绪反而没辙了呢？

父母焦虑的来源之一：比较。

这似乎是父母下意识的一个举动，从出生开始比体重、比身高，到后面开始比教育、比进步，不管我们是有意还是无意为之，"别人家的孩子"总会给我们带来一些"刺激"，或明或暗地做些比较，因为谁都不想自己的孩子输在起跑线上，哪怕是我们嘴上说着这是一个快乐教育的时代，但这个社会对于能力、情商、智商的择优法则就摆在那里，我们都不希望自己的孩子掉队，甚至希望孩子能出类拔萃。

焦虑的来源之二：选择。

给孩子选择什么样的学校？家里是不是还应该再买一套房子？培训班到底该选择哪家比较好？30岁以后的职场路该怎么走？将来我该拿什么去养老？……

我们永远在往更好的方向去奋斗，无论是物质上的，还是精神上的，没钱的羡慕有钱的，有钱的羡慕更有钱的。努力是没有问题的，但在努力的路上，我们似乎永远生活在别处，担心着非自己当下可控的事情，心神不一，不时焦虑。

所以焦虑无外乎是两种：对过去发生的事情的遗憾，对还没发生的事情的担忧。有了孩子以后尤其如此，因为你的遗憾和担忧，变得具体、变得实际、变得漫无边际……

焦虑情绪已经成为了妈妈群体一个高频的问题，在我接触的妈妈群体里，无一例外大家都对当下或是未来表达或表现出焦虑的态势，我理解，也担忧，不仅是对她们，也是对我自己。

其实解决焦虑的最好办法是，做比想重要。

如果你因为第二天要交一个方案而焦虑，那就爬起来做；如果你为将来住房的问题担心，那就行动起来，多挣钱。有效的思考很重要，但过度和冗余的思考是绝对的无用品，要避免想太多，而做太少。行动带给你的不仅是安全感，更是在路上的一种状态，有动作有反馈，就不会空虚多虑，也为自己的焦虑找到了最实在的解决路径。

解决焦虑还有一个办法，就是低头看路，活在当下。

承认这个世上有太多我们无法掌控和一眼看到结果的事，把变化和未知作为生活的常态。学会接纳，接纳当前不完美的状态，接纳身边不完美的人和事，包括自己。多想想自己已经拥有的，多用感恩的心态待人接物，享受当下与孩子、家人、朋友、同事相伴的时刻，珍惜此刻你住的屋子、开的车子、喝水的水杯、用的电脑。没有什么比拥有健康的身体、平安的家人、光明的未来更珍贵的事了。

写到这里，茉莉又来找我陪她玩了。两岁的茉莉对于妈妈的爱和黏腻，已经到了峰值阶段，她一定早已忘记了那段时间对妈妈不闻不问，还害我哭了一鼻子的小插曲，但于我来说，依然难以忘怀，因为自此以后，我学会在心里给自己留下一句话：放松下来，不要焦虑。

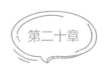

第二十章

感恩育儿：和你一起，二次成长

　　前几个月，在职场上的我做出了一个重要的决定：离开已经工作了6年半的百度，去一家创业公司。

　　离开的时候，我的老同事说："姚姚，我看着你从一个刚毕业的小姑娘一直到现在，我觉得你变化最大的时候，就是你当妈以后，更加成熟，更加优秀。"

　　谬赞之外，这句评价唤起了我的回忆。的确，在生茉莉之前，我可以穿着少女色的连衣裙，每天想着工作外如何去享受生活，会花一天的时间，只为做一道我喜欢的菜，跑很远的路，只为去打卡那座我喜欢的博物馆。年轻的自由与热情无处不在，虽然偶尔也会在夜深人静的时候，打量着眼前这座灯火阑珊的都市，想象着这万家灯火背后，何时会亮起一盏属于自己的灯。

现在想想，二十多岁的年龄，其实对于女孩来讲，未必就是"黄金时段"，因为它虽然是无忧的、自由的，但它也是单薄的、不安的。

大概是从孕育茉莉的那一刻起，我的心才真正变得踏实起来。如果说之前自己是一颗飘在风里的种子，那些漂泊与散漫的气质从手里捏着"中队长"的那一刻起，就化为了一棵树，安安稳稳地扎根了，因为我要给我的孩子，最稳定、最温情的环境；我要为我的孩子，做最有趣、最正能量的榜样。

当你真正拥有了孩子，成长愿力会像喷泉一样，不住地从心底翻涌。你想遇到更好的自己，你想变成更好的自己。

我在茉莉身上首先学到的是"放下"。

她能因为我不小心撕坏了一张她自己胡拍的照片哭得梨花带雨，也能因一根棒棒糖拥有这世上最有感染力最开心的笑声。她从不沉浸在过去的情绪里，无论是前一秒疼得不行，还是后一秒笑得摔倒，她只选择活在当下，享受此时此刻。

在茉莉身上我还学到了"纯粹"。

无论是她笑起来把自己的眉毛、鼻子、嘴巴都扭成一团，还是哭起来毫无形象可言、任由牙齿稀疏的小嘴巴肆意暴露，在孩子的世界里，哭就任性地哭，笑就放肆地笑，哪有那么多的戏要演，哪有那么多的人要管，毫不隐藏，每每都是最纯粹的情绪。

我们是孩子的一面镜子，这个小人儿跟着你学会应对这世界的第一套身体语言，学会第一次与这世界沟通的话语和口气；孩子也是我们的一面镜子，你身上的好他们能照单全收，你身上的坏他们也能无限放大。

孩子是我们最好的老师。他们纯粹，他们有爱，他们敢爱敢恨，他们活在当下。他们教你用最简单的话语去交流，用最本真的情绪去交际。每每遇到一些看起来似乎难以逾越的坎儿，看着他们的小脸，充满天真的勇气和对生活的热爱，你会发现这个世界其实没有你想的那么糟，好的坏的，都会过去。

孩子是我们"二次成长"的起始点。抱着他们的时候，真正懂得了什么是责任感，看着他们长大的足迹，你想要成为他们更高的起点。你想给她最好的，你想要带她去看遍全世界，你想培养一切她需要的技能，你想告诉她尽可能多的、那些人生路上可能会踩的坑……所以你想要变得更好，想要变得博学、变得成熟，有更多的时间来陪伴，有更多的能力来供她学习、成长。她是你二次成长的起点，但绝不是终点。

孩子更是我们的人生合伙人。从此以后，人生这份终身的事业迎来了一位大咖合伙人，他（她）将和你一起，目标一致、亲密无间，向更好的生活一路奔去。他们的到来不是意味着付出与牺牲，而是和你一起，探索更多人生的可能性，寻找一片更广阔的天地。

感谢我们的孩子，感谢因为他们的到来，我们所获得的这难得又珍贵的"二次成长"。

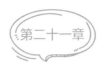

第二十一章

如何美育：生活美学家

我一直有坚持和茉莉穿亲子装的习惯，每次拍照片前，我都会把搭配好的衣服给她看，她都会开心地小脸一扬，说："又和妈妈穿一样啦！"

这几天她有了新的变化，每次我拿出来衣服，她先过目一遍，然后转身就噔噔噔跑到鞋柜那里，从鞋架里帮自己挑一双鞋子。而且挑的鞋子和衣服都属于同一色系或者同一风格，百分百能搭，无一次发挥失常！

"美育"是现在很流行的育儿概念，基本上大大小小的早教机构都喜欢拿这个词说事儿。我是认可这个概念的，无论男孩还是女孩，都应该知美、懂美、用美。

那么"美"，该怎么"育"呢?

第一课：外在美与内在美

我给茉莉的美育第一课，就是从开头的故事，我们的亲子装开始。

大概是从茉莉满月开始，我就开始和她穿亲子装了。这几乎是我在怀孕初期就已经生根发芽的心愿，我无数次地想象我的孩子和我一起，穿着亲子装，在柔和的阳光下嬉闹玩耍，时至今日，愿望早已成真，但当时憧憬与期待的心情，依然鲜活。

亲子装穿的是亲密，穿的是爱意，穿的更是审美。孩子的审美启蒙，受妈妈的影响是很大的。妈妈的色彩喜好与搭配习惯，衣着风格的敲定和材质选择，穿出来的精神气质，都在潜移默化地影响着孩子，毋庸置疑，妈妈就是孩子审美养成的第一任老师。

亲子装也有门槛，穿得好，妈妈漂亮宝宝呆萌，一片叫好；穿得不好，妈妈硬凹宝宝硬套，画风尽毁。我记得有妈妈在我微博下留言，问我是怎么搭配出这么多的亲子装的，我回复她，其实答案就两个字：用心。

每每我们穿着亲子装上街，都会收获一大堆羡慕和欣赏的眼神，这里面的自豪和独特，也让茉莉乐在其中。之前我乐此不疲地带茉莉看过展览、看过名画、看过风景、看过动画，总希望她能把这一幅幅最美的画面记在心里。直到有一天，茉莉指着我们的亲子照片，告诉妈妈"好好看"，我才发现，何必大费周章，有我们在的地方，就是孩子心中最美的画面。

第二课：家庭之美

我的美育第二课是，改变家装。

来过我家里的朋友都觉得我家很宽敞，倒不是地方有多大，只是我把不必要的家具和装饰全都舍弃掉了，杂物不多，井井有条。

茉莉出生以后，我把家里原来的餐桌卖掉了，用茶几代替了餐桌的功能，从而给茉莉腾出了一块宽敞的游玩区和拍照墙；卧室里的储物柜和闲置的小方桌也被我处理掉了，这样我们的卧室空间也显得宽敞起来。

我尽量把公用环境都交给茉莉，让她在宽敞又无障碍的环境中玩耍和创作，不被空间限制，不给想象设限。我也在培养茉莉"物归原位"的习惯，任何拿出来的东西，用完必须放回原位，所有小的物件都需要有收纳，所有书必须归整在书架里，所有玩具都必须放回到专属角落里，孩子的存在，不应该是家里杂乱的理由和借口。

我规定家里的主色调不能超过两种。太多杂乱、太少单调，所有的玩具也遵循"材质安全、设计有质感"的原则来采买，姥姥从某个拼团购物网站买的廉价小玩具，我立刻就把它送进了垃圾箱，除了质量堪忧，我更怕那个桃红色的配色和劣质的手感。

家是孩子目之所及最久最熟悉的地方，如果连家里都不"美"好，那所有的审美培养都是徒劳。

第三课：接触美的人与环境

我一般不会简单否定外貌美好的人，因为我相信常年保持外表精致、身材健美的人，一定不只是外在我们能看到的那么简单，这背后更多的是大家看不到的自律和努力。

我身边那些活得潇洒又精致的朋友们，就是很好的例证。每每出现都精神状态良好，面容精致，这与她们繁忙的工作日程和学习进度并不冲突，而且越忙还越美，越美就越优秀。

所以我会有意识地让茉莉去接触这些像太阳一样耀眼的

朋友们，带她一起下午茶、逛街、闲聊，我相信她一定不会听懂我们在说什么，但就在这一次次的接触里，她的小脑瓜里对美好人物的肖像画就会渐渐成形，不止好看那么简单，还有那些细节和气质耳濡目染地渗透。

我是个"视觉动物"，给茉莉选绘本馆，除了书之外，更多因为它星空的立体设计而一见钟情；我很早就看好了茉莉要上的芭蕾舞学校，因为它的主色调和落地窗教室让人感觉舒适；带茉莉去的乐园和公园，我会对比它的色调和配套，而不是简单地去打发时间……这些选择和对比不是矫情，我希望她尽可能在一个有质感、有细节、有态度、有设计感的环境里成长，在每日的身体力行里，触摸美的实体，看见美的样子。

我们对孩子进行美育，其实无非两个方面，一个是外在的审美养成，另一个是内在的美化教育；我们对孩子进行美育，是在帮助他们懂得真正的美是什么。美不是你拿来讨好别人的武器，也不是用来炫耀的谈资，美是精神的富足、人格的独立、外在的精致，还有内在的柔韧。

懂得美，才能懂得如何经营好自己的人生；懂得美，我们的孩子才能向美而生。

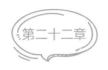

不吼不叫：拒绝吼叫式育儿

随着茉莉长到了两岁，我深刻地理解了什么是"terrible two，horrible three"。

坐着吃午饭，突然一个凳子就从天而降罩到我的头上；

让她在画板上画画，一晃眼，白色的睡衣就变成了斑马纹；

吃火锅的时候突然下地跑出去，差点撞翻服务员手里的菜盘；

带她去商场，突然来了兴致，要用海豚音学小鸟叫……

回想起一年前我还嘲笑吴sir，说他耐不住性子，总是爱吼茉莉。但现在我已经没有嘲笑的资格了，因为我也不自觉地加入了"吼孩子"大军。

为什么会忍不住吼叫

在某个下午，因为吃饭不好好坐在座位上而导致的"吼叫"之后，我开始反思为什么会不由自主地吼孩子，明知道不应该这么做，但每每那个让人怒火中烧的"小火苗"蹿起来时，为什么都能让它屡次得手，而且还欲罢不能？

这让我想起了一个踢猫的故事，说一个父亲在公司受到了老板的批评，回到家就把沙发上跳来跳去的孩子臭骂了一顿。孩子心里窝火，狠狠去踢身边打滚的猫。猫逃到街上，正好一辆卡车开过来，司机赶紧避让，却把路边的孩子撞伤了。

听这个故事是不是很有代入感？是的，很多时候，我们就是那个爱踢猫的人。

我们吼孩子，很大一部分原因在于我们已经从外界接收了很多的负能量，可能是老板的一次批评，和家人的一次拌嘴，可能是一份让你头疼的任务，也可能是旁人的一句冷言冷语。在吼孩子之前，我们心里已经积攒了"一肚子气"，而人天性中"趋利避害"的本能又让我们将这份坏情绪传递给弱小者，孩子就这么容易地成为了我们的发泄对象，于是有意识地或者无意识地，我们冲着眼前这个小家伙全力地释放了，于是吼叫发生了。

还有时，我们会受控于不知不觉中发生的"下意识联想"。前几天在家，茉莉看完了绘本，把读书角弄得乱七八糟就跑掉了，我帮她一本本收拾起来，按照目录存放好，又用抹布擦洗了她能触及的栏杆和地板，干完这些我已经很累了，然后一抬头又看到了她画的满满当当的黑板画还没清理……

那一刻我突然怒火中烧，"工作已经这么累了，还要像老妈子一样干这些活儿，除了我，没人真正关心这个家！"

我想这应该是很多妈妈，特别是全职妈妈会高频出现的"下意识联想"。可能是因为孩子把书弄乱了，也可能是一次不好好吃饭，甚至是一次出门迟到，其实就是这一件简单的事情，但它却牵连出了不断升级的想法和情绪，当那个情绪到达了临界值，吼叫与争吵，甚至是家庭多个成员的矛盾就爆发了。

最近在看的《不吼不叫：如何平静地让孩子与父母合作》一书也给了我一些答案，里面提到的一个观点值得我们借鉴。作者说每个人的气质，天生就是不一样的，有的人沉稳，有的人热情，有的人易紧张，有的人反应慢，这些气质虽然随着年龄的增长会有所变化，但本质上依然是出生时的性格特征会决定每个人的气质属性，孩子如此，大人亦如此。

所以当一个很有秩序感，对于整理和归类极其敏感的妈妈，遇上一个专注力低且不易控制的孩子，或者是喜欢接触多元化世界的父母，养育的是接受新环境较慢、敏感度较高的孩子，天然就存在了气质鸿沟，如果父母无法通过对孩子的性格分析与把控，戴上能看到彼此真实模样的"气质眼镜"，那么吼叫和冲突的几率也会增大。

对了，让你容易吼叫可能还有一个原因，那就是遗传。如果你的爸爸妈妈，习惯在你幼小的时候用吼叫"解决问题"，那你成年后吼叫孩子的几率也会很大，形成"遗传性吼叫"。

当然，有一些吼叫是必要的，比如孩子正在把手伸向滚烫的热锅，或者过马路时撒开你的手向着马路中间跑去，在琳琅满目的商场货架中找不到孩子的身影……这个时候大声的吼叫是必要且有用的，除了这些之外，绝大多数的吼叫是无用且伤人的。

其实每次吼叫完，我相信很多父母都和我一样，又后悔、又懊恼、又羞愧，后悔刚才不应该失控，对着孩子做出失态的举动，羞愧自己对孩子施加了语言暴力，而且往往效果并不怎么好。

怎么控制情绪

我非常不喜欢那个吼叫的自己，不想成为一个会随时失态的母亲，不想用语言的压迫性去管理孩子，不想让家庭的氛围瞬间凝固，更不想让孩子随时承受被怒吼的无助与委屈。最重要的，吼叫时的我，并不是本来的我。

应该也必须甩开讨厌的"吼叫爆发症"。

我开始重视我的呼吸与心率。每每我容易情绪失控时，心跳就会加快，呼吸会变得急促，如果这个时候茉莉再有一点过分的举动或者是非常规的操作，那我一定会吼她。

所以，现在当我有要吼她一声的想法冒出来时，我会强迫自己先长舒一口气，然后用右手按住左胳膊的脉搏，示意自己先冷静下来，或者从当下的环境中走开，去一个私密的空间，开始自我冷静。

这种管理呼吸和稳定心跳方法的好处就在于，给自己一些缓冲的时间，从即刻带着情绪的处理，到冷静下来的思考，你会发现其实生气这个行为，本身是没有错的，就像我们的东西被别人抢了，我们一定会生气。所以不必纠结于有没有生气这个状态，而应该把重点放在生气之后愤怒情绪的管理上面。

禅宗中有个"入定"的概念，当人进入了一种平静的状态，任凭耳旁打雷下雨，入定者也是不为所动的，所以每每当家庭的"风暴"来临的时候，正是考验我们是否"定"得住的好时候。

除了调整呼吸、稳定心跳外，我开始仔细地审视自己、理解自己。

我们每个人都带着原生家庭的影子。那些碎片的记忆、父母的声音、童年的身影都时时刻刻、潜移默化地影响着现在的我。有时候下意识的一声吼叫，可能吼的并不是孩子本身，可能是曾经的自己，甚至吼的是我们的父母，吼的是那些已经过去的记忆和缺憾。

这不是当下就可以解决的问题，尽管我们想改变的初心是好的，但它确实需要一个循序渐进的过程。所以不必急于一时，在改变前先给自己一个拥抱，试着接受自己的不完美。成为母亲是意味着强大有担当，但我们不必时时逞强，先和自己和解，才能和生活和解。

我开始培养自己的"无所谓心态"。

我有一个朋友，她的情绪稳定得就像一条永不打弯的直线，有次我和她聊到生活中的一地鸡毛时，她告诉我："我的老板也经常让我很生气，但每次我都会想，何必呢，无所谓的。"

多么短小又铿锵的三个字，"无所谓"！

很多时候我们都想做一个满分妈妈，但往往这种完美状态的背后，是自己无尽的透支和牺牲，但凡孩子，或者是爱人、家人等没有达到我们的预期，那失望就会排山倒海地扑面而来。所以能大事化小，小事化了，不跟自己较劲，是多么重要的生活智慧。

我还会让自己多做一些换位思考。

作为大人，我们一定不会在等座位时学小鸟叫，也不会在废纸箱里躲猫猫。但孩子不一样，对于他们来讲，一次学鸟叫就是一次旅行，一次躲猫猫就是一次探险，所以如果他们做出任何超出你接受范围的事情，不要着急发火，先想想他们这么做的原因，站在孩子的角度去思考。习惯了用自己的标准去要求孩子，也要习惯俯下身子，用孩子的视角去看世界。

除了自我反省与改变之外，减少吼叫其实也需要你的队友来帮忙。你可以告诉孩子爸爸你的生理周期，可能快来大姨妈的时候，情绪波动会比较大，请他多多理解并帮忙缓和；告诉家人你的情绪雷区，比如你是不是有洁癖，或者是对规则感要求较高，可以让家人在适当的时候帮助你和孩子及时规避。而如果你的家人也有同样的吼叫问题，那刚好，加入"平静战队"，一起向吼叫宣战！

写下这些我自己总结和实践的"灭吼"方法论时，我回想了一下，确实自己已经好久没有冲茉莉小姐河东狮吼了。这种不吼不叫、不让情绪拿捏的感觉，非常棒而且充满了成就感，是一种混合着成熟轻松、自在与柔韧的多味冰激凌，轻轻咬一口，甜的不仅是孩子，还有你和这个家。

愿更多的家庭，品尝到这份甜。

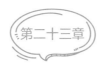

第二十三章

我的"三不主义"

"茉莉，你可以成为一个脏宝宝。"当我第一次说这个话的时候，吴sir很明显给了我一个白眼。

不怕脏

为什么要让茉莉敢于成为一个"脏"孩子呢？其实和我自己的童年有密切的关系。

我小时候因为家里很多亲戚都生活在乡村的缘故，到了暑假或者收麦子的时候，我就会有一个"特别假期"——回乡下体验生活。

我的舅舅和姨妈家里，有6个跟我年龄相仿的哥哥姐姐，每次我一回家，大家都像过节一样开心，孩子们凑在一起，除了玩就是玩。

一起爬过村头那棵高龄桑树，翻过黄土高原的沟壑道道；

踩过死水潭里有裂纹的冰面，逮过草丛里躲着的兔子蚂蚱；

拿着镰刀装模作样地割过麦子，晒麦场里放肆地翻过跟头；

饿了就吃从树上摘下来的果子，馋了就捡地上熟落的桑果；

尝过麦芽初绿的粒粒清甜，跟着村头的婶婶，磨过豆子，点过豆腐。

乡村的生活，从来没有那么多的条条框框，没有人会管你是不是饭前洗了手，吃饭的时候有没有戴围兜，吃进去的食物会不会有灰尘，也没有人要管你要去哪里玩，玩什么。我和我的哥哥姐姐们一样，被阳光晒得皮肤黝黑，每天在沙坑和树头爬上爬下，渴了就去喝缸里的水，饿了就在菜园里拔根葱。虽然也发生过偷偷地背着大人，跑去滑冰面随时都可能破裂的冰，吃柿子吃到肠梗阻这样的"险情"，但那段快乐的时光，依然是我生命中无可替代的、最单纯、最无忧、最自由的日子，是一段无法磨灭和取代的快乐记忆。

所以直到现在，农村孩子粗放式的养育方式一直影响着我，那种孩子与自然完全亲密、完全信赖的无障碍接触以及良好的身体素质，对于将在城市这个环境中养育后代的我而言，引发了更多的反思与借鉴。

茉莉的童年和我的童年，无法同日而语。在这个高度城市化、科技大跨步发展、社会及家庭空前注意"全面教育"的时代，他们注定是会在物质充盈、文化繁荣、养育精心的成长环境中慢慢长大，而离他们越来越远的，是可以自由奔跑的田间地头，是把皮肤晒得黝黑健康的阳光，还有拂过发梢和童年一起奔跑的微风阵阵……

所以我要教她敢于突破成长于温室环境、时刻干净整洁的桎梏，有勇气成为一个"脏孩子"。

我有意识地让茉莉多多接触土地。

孩子和土地是天然有亲近感的，在学会走路之前，他们最先学会的是爬。茉莉在家里爬，在草地上爬，在雪里爬，在山上爬……凡是安全的地方，我都愿意让她用她的方式去亲近土地。

如今已学会走跑跳的茉莉，依然保持着和土地的亲密无间，草丛里的小动物永远是她关注的焦点，下雨的地面永远是最好玩的蹦蹦床，摔倒了就爬起来，玩累了就一个屁墩儿就地坐下，自由自在且肆意地玩耍，从来不用担心衣服裤子脏了要挨骂挨揍。

渐渐地，原来对此颇为介怀的老人也逐渐变得淡定了许多，不会像刚开始的时候大声呵斥她不要弄脏衣服，不要去触碰一些看起来"脏"的，像土和泥这样的东西，甚至还主动给其他老人讲"放养"孩子的好处。

我和家人有节奏地告别精细养育。

茉莉小时候因为早产的缘故，我们对她的养育是很精细的。早产儿易感染，抵抗力差，所以我们对她自身的清洁、物品的消毒和家人的健康都很注意。记得当时从医院回来，我们家人用洗手液清洗之后，还要用免洗手液消毒；我每次哺乳前，都要用哺乳专用清洁巾擦拭乳头和胸部消毒；手口湿巾与其他湿巾要严格分类，每次茉莉入嘴的器具都需要严格消毒……刚出生的宝贝面对这个世界，自我保护的屏障和免疫力还未完全建立，需要我们精心的呵护。

等到茉莉长大，大概到两岁的时候，她的身体明显比婴儿时期强壮了很多。我开始放手，不再那么谨小慎微地去让她接触周围的环境，甚至有时候我会鼓励她，在可控安全的范围内，去碰碰那些所谓的"脏"东西。我们生活的这个世界，本来就不是无菌的，让她的身体产生对有害菌的抵抗力，远远比把她保护在温室里更重要。

庆幸的是，茉莉在我这个"不怕脏"养育方向的带领下，身体素质一直不错，和花草愈加亲近，对土地更有感情。和那些被关在房子里的"塑料宝宝"相比，我想她是开心的，更是快乐的。

不怕犯错

茉莉每个月都有3次犯错额度。如果在次数之内且"情节"较轻，我除了讲道理，是不会加以惩罚的；但如果超出了这个次数或者是犯了严重错误，我会和她有严肃认真的一对一沟通，并且会让她在"冷静屋"里自我反省。

孩子们犯错无非两种，一种是故意的，一种是无意的，故意犯错需要我们加以引导和调教，无意间犯的错误我们要理解并接受。正是因为这一次次的错误，他们才能得以成长，才得以培养起规则感，才得以建立责任心，才得以形成价值观、人生观。

茉莉两岁左右的时候，有个阶段每天在入睡前，都喜欢拉着她的乌龟车在地板上晃来晃去，本来木地板的声音就大，加上我们楼房的隔音又不是很好，所以这个滑动的声音就显得尤其"扰民"。

我先给了她一次口头警告，但小朋友根本没把这个事情当回事，依然每天晚上乐此不疲地玩着乌龟车游戏，第二天晚上，当她又要拉起乌龟车来回跑的时候，我把她抱进了卧室。

我告诉她，首先这个时间，所有人都准备入睡了，不可以玩这么大声的玩具；其次楼房隔音不好，你在楼上玩，楼下的叔叔阿姨会被吵得睡不着觉，就像你经常听到的楼上小哥哥每天乱跑一样大声，你是不是觉得很烦；最后，我们所有人都不是一个人生活在地球上，我们要照顾周围的人，不给别人添麻烦，记住这五个字："不打扰别人。"

我本没有期望一个两岁的孩子能完全消化我上面的表述，但这次谈话后，晚上茉莉都不会再玩一些制造出噪音的玩具，并且听到楼上小哥哥噔噔的跑步声时，她都会噘着嘴说"NO"，更让我惊奇的是有次我们外出吃日料，旁边的一个小哥哥总发出摆弄盘子的声音，茉莉竟然跑到小哥哥身边，做出了一个"嘘"的动作，示意小哥哥安静，这时我才明白，原来她不仅听懂了，而且还记住了。

不用太乖

永远不要觉得孩子还小，他们小小的身体里，蕴含着大大的智慧和能量。

我记得王菲写给自己的女儿窦靖童的一首歌曲里的一句歌词："你不能去学坏，你可以不太乖。"当时觉得这句话真是太酷了！这个"不太乖"不是指行为上的，而是指在成长路上的探索和坚持自我的小小任性。不用循规蹈矩，无需畏首畏尾，去尝试一些想尝试的，去选择内心最想选择的。

于是在茉莉两岁半的人生起步路途上，我也坚持用"不用太乖"的信条去引导她。她喜欢贴纸，那我就陪她贴任何她想贴的地方；她喜欢画画，那我就直接给她装上一面画板墙；她喜欢满地打滚，那我就带她去各种地方以各种姿势花样翻滚；她喜欢听摇滚，那我就跟她一起摇头打拍子；她喜欢和妈妈穿一个样，那我就变着法子地满足她的愿望……总之，一切在安全合理范围内的要求，我都会尽量地满足她好奇与本真的心愿，无需恪守女孩子的所谓条条框框，我愿意陪着她，面朝阳光，野蛮生长。

　　"不怕脏、不怕犯错、不用太乖"，这是我能给孩子最大的自由和尊重。

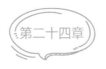

做个懒妈妈

"妈妈越懒，孩子越独立"，这句话最先是我一直跟随了7年的职场boss静姐告诉我的。

成为敢于放手的"懒妈妈"

静姐与她孩子的关系，是我心中最佳母女关系的范例之一。静姐一直在职业终局的不断攀升里，繁忙的工作与自我的高要求外，丝毫没有影响她与最珍爱的女儿之间的关系。女儿千千不仅有着同龄人的单纯与可爱，更有着对自己的时间和生活、学习负责的能力。

静姐不用时时刻刻地盯着千千的作业，千千每天就会主动完成作业，给自己安排学习计划；静姐不用事无巨细地照顾到方方面面，千千就给妈妈反向安排，小小年纪就能统筹自己的生活；有时候无法参加孩子的学校活动，也能收到暖心的留言："虽然你没来开会，但我收到了你的外卖，放心吧。"……就这么一个我们看起来"马马虎虎"的妈妈，却是我见过的和女儿的心理距离最近的妈妈。

我们这里说的懒，绝不是那种推卸责任、自私自利的懒，我们要成为的，是那种在安全范围内敢于放手、在生活学习中敢于放权、在成长旅途中敢于转身的"懒妈妈"。

有次收到朋友留言，她说我看你也不怎么黏着你的女儿，但茉莉和你一直那么有爱，我很喜欢你的状态。

我回复她，可能是因为我比较"懒"吧！

怎么成为一个刚刚好的"懒妈妈"

我的懒表现在孩子只占我的三分之一。

我对茉莉的爱毋庸置疑，但我明白，爱不是全天候无质量的陪伴，更不能以此演变成双方无形的枷锁。工作进阶、自我成长、家庭和谐，在我看来是同等重要、缺一不可的。工作给予我谋生的底气和能力，自我成长与发展是人生的进阶，而家庭则是我责任感和安全感的根基，我需要用自我的成长与进阶，带来足够的经济和精神上的丰盈，从而才能更好地反哺家庭，这是一个正向循环，也是很多像我一样的新时代的妈妈们认可的事情。

　　每天在工作时间之外，我陪伴茉莉的时间，满打满算也不过4个小时，但我会在这有限的时段里，尽可能多地向她表达妈妈的爱和关心，高质量地陪伴她读绘本、玩游戏。我们会像闺蜜一样，轻松平等地聊一聊最近发生的各种事情，甚至会学着外星人，说一些谁都听不懂的话。而后到了上班或者睡觉的点儿，我们就暂时告别，她去玩耍或者睡觉，我去上班或者写作，各自进入各自的状态，互不干扰。

　　我的懒还体现在，两岁半之前，茉莉没有上过任何包括语言、体能、音乐、美术等在内的早期教育班。

　　在做了一些功课、请教了身边的幼教专家还有家长之后，我决定在茉莉进入幼儿园之前，不送她去任何的早教或者培训机构。早教的确会给孩子带来很多包括启智、运动、艺术的启蒙，但我认为对于3岁以下的孩子，父母的陪伴更为重要。因为这个年龄段的孩子对于同龄人无感、对旁人无感，他们最需要的人只有父母。所以，语言可以晚点学，运动我们可以陪着做，虽然一到周末茉莉就成了小区唯一"落单"的小朋友，但她的快乐丝毫没有减少，而我们也不必往返于早教的路上，不必和其他家长一样拿着手机在外面苦等，也算是让自己和家人偷了个"懒"。

我的懒还表现在，最大化地放权，让茉莉用自己的方式去处理问题。

茉莉现在的口头禅是"我自己来"，裤子要自己穿、黑板要自己擦、鞋子要自己脱，吃饭时每个人的筷子都要自己分配。茉莉与楼下小朋友发生争执，如果没有大的冲突发生，我只是个旁观者，让他们自己去处理；茉莉画画或者贴纸，我也不会要求她按照书上的要求去做，尽可能把创造的空间留给她，哪怕她画出了黑色的苹果，贴出了飘在天空的鱼。

我见过想要管理和参与孩子一切的妈妈，小到衣食住行，大到人生路该怎么走。一面扫着地，一面骂孩子懒；一面帮着孩子做手工，一面抱怨孩子动手能力差……既想让孩子独立，又不自觉地剥夺他们该承担责任的一切机会。其实这样做，无论是对于孩子还是家长，都是件很累的事情。试着放手，试着相信孩子，相信家人，让孩子最大化地参与自己的生活，让家人来帮助你共同养育，而你只需要在一旁把控住大的方向，在航向偏离的时候及时纠正，剩下的就交给时间吧。

我的懒还有一点，那就是不会为了我不擅长的事情，去刻意地讨好他人。

茉莉从出生到现在，我几乎很少给她做饭，原因很简单，一是我不擅长，二是我家有阿姨。我不会刻意为营造一个"好妈妈"的形象，变成别人眼中的全能型超人妈妈，更不会因为外界定义的所谓妈妈该有的样子，就强迫自己要贴上这样的标签。把自己的时间投入到更擅长的事情上，其他的事情让更专业的人去做，不要给自己强加太多不属于自己的标签，更不要被外界的评价绑架，每个妈妈的标签都不尽相同，你有权利活成自己想要的样子。

我从没追求成为一个"满分妈妈"，做个"刚刚好"的妈妈就足够了。

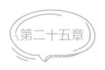

第二十五章

妈妈们，请随时保持单身的能力

《养育女孩》一书的作者提到一个观点，让我印象深刻。

说要养好女孩，需要给她找一个身边的榜样。这个榜样需要具备如下三个特征：

首先，要能很好地管理自己的情绪；

其次，要有正确的价值观；

最后，要有广阔的视野。

当时看到这段话后，脑子里像过电影一样闪过了好几个身影，我身边那些活得又漂亮又独立的朋友们。

首先，她一定是经济独立的。不用卑微地依附他人，不用焦虑地担忧未来，自己给自己挣得视野和高度、人脉与追求，还有那份安全感。

其次，她一定是精神独立的。不用受害者的心态去评判生活，更不会把自己禁锢在某个人身上，对人生的走向有着清晰的认知和规划，而后按照权衡利弊后的结果和方向，笃定前行。

最后，她一定拥有能让自己独立的一技之长。绝不是只有美貌的肤浅，更不是依靠运气的偶然，她已经修炼和打磨出能让自己到老也可以赚取良好收入、不可替代的专属技能，并且时刻保持学习与迭代的能力。因为她知道，一个女人真正的变老，不是从第一根皱纹爬上眼角，而是从她停止学习的那一刻。

把终身的幸福都寄托在一个男人身上，是件冒险又愚蠢的事情。人的猎奇心理和喜新厌旧的本能，从先天上就决定了"婚姻"其实是个反人性的东西，我们用"责任"和"忠贞"来形容它，通俗点就是"禁锢"与"牺牲"，虽然我一直认为婚姻在某种程度上是一种对于女性的保护。

但我们绝大多数人依然选择爱情，选择婚姻，愿意在热恋的最高点或者是明白自己已经到了这个阶段的时候，让自己踏进这段关系中。这个看似已经到达某个人生里程碑的节点，其实不是结束，而是开始。

很多女性在婚姻关系中，容易在主观或者客观因素的影响下，变得愈具依赖性，或是自觉不自觉地做出妥协。似乎结了婚就可以靠老公挣钱养家，可以不用再像以前那么拼了，或者因为生育的问题，索性就放弃了自己的专业和梦想，等到一旦婚姻出了问题，才发现原来"终究是错付了"。

这让我想起了我身边的一位姐姐，也曾经为了丈夫和孩子，牺牲掉自己原本经营得有声有色的传媒公司，终日埋头于家务琐事、孩子学业，推脱掉一切社会活动，也放弃了所有收入的途径，把自己的时间和空间，全部交给爱人、孩子、家庭。但婚姻里一个人再多的付出，没有另一个人的支持和认可也是徒劳，两人还是因为价值观与成长的不同步而产生了越来越多的分歧争吵，最终结束了婚姻。

离婚后姐姐经历了她人生中最为艰难的一段时光。首先就是养家糊口的问题，以前的业务、人脉全都七零八落，她就一个个跑去见人、一次次外出跑业务，又重新开始了二次创业；然后就是如何当好一个独抚妈妈的问题，一个人又当爹又当妈，哪怕婚姻破裂了，对孩子的爱不能变少，甚至要给予更多；当然，还有她逐渐修复的内心和适应新生活的能力，从完全依赖丈夫，到现在车要自己修、螺丝自己拧的生活，所有先前以为不必自己亲自上手的困难终究没躲得过去，一条不期而遇的生活分岔路，终究还得靠自己走。

虽然现在我能平心静气地与大家一起分享这个故事，但其实在姐姐离异后的那段日子里，作为朋友和妹妹的我，也是心疼到不行。如果她在当时没有完全放弃自己的收入，没有完全将自己隔离于社会之外，或许她的重启之路，就没有我们见证的那么艰辛。

婚姻是多了一个人来分担开支，但不代表我们就可以完全放弃财务能力；是多了一个人陪伴扶持，也不代表我们的精神就能全部寄托在他人身上。只有在经济上能自给自足、精神上能保持独立，我们才能面对失去时不绝望、重新开始时有底气。

在夫妻关系里，我们可以既有相互扶持的笃定、经营爱情的信心，也拥有自己为自己负责、适应变化和回归单身的能力和准备。因为从来就没有一张一帆风顺、直抵人生终点的船票，我们的人生，终究要靠自己负责和成全。

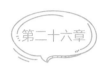

妈妈的时间管理术

我的朋友经常会发出这样的感慨："你又要上班，又要写微博，还把茉莉带得那么好，你哪来的时间？"

我通常会笑着补充一句："你少说了一个，我还在写书。"

在当妈之前，我是没有时间管理的意识和需求的。一方面在于当时我的工作稳定、生活规律，每天按部就班地做该做的事，还有大量的周末及业余时间去"挥霍"，所以没觉得时间有多么的稀少和紧迫；另一方面是因为，年轻时大概被生活"迷住了"，处在一个自以为已经攀上高峰的"愚人之巅"，从来没有意识到应该更好地利用时间给自己带来增值与提升，所以也就没有心思和想法，真正主动掌握时间、利用时间。

当妈妈后的转变

但是这一切，在当了妈妈之后就立刻改变了。

最直接的感觉是，时间不完全属于自己了。从茉莉出生的那天起，从我肩负起母乳喂养这一他人不能代劳的专项职责起，所有的时间和精力，都一边倒地偏向了她。事无巨细的吃喝拉撒，频繁到月次的疫苗接种，手机里定期提醒的体检事项……本以为新手时期的琐碎会随着茉莉的长大有所减缓，但事实似乎并不是预想的那样，从小月龄的喂养问题，到现在的教养美育，我依然在工作之余，很难获得属于自己的完整时间，我的24小时，绝大部分交给了职场和家庭。

时间还被严重碎片化了。大概从间隔2小时需要喂奶开始，时间就正式被割裂了。本来在处理自己的事情，结果茉莉毫无缘由地哭闹起来；正在上着厕所，一只小手不停地拍打门板让你读绘本；离截止时间只有1个小时就必须要发邮件，结果点名只要妈妈抱抱，像虎皮膏药一样贴在身上；当然还有最怕接到的家人来电：快回来吧，已经烧到39度了。大多数情况下，妈妈的时间无法预设和安排。

还有，我每天要做的事情，已经不是个位数级别的了。

回归职场后的晋升，一方面是工作量的增加，另一方面就是家事的多元和繁杂。有时候一睁眼脑子里就同时浮现出多件要完成的事情，千头万绪，杂乱无章。

所以妈妈们比其他任何人都需要做时间管理，不仅是职场妈妈，全职妈妈在日常琐碎中更是需要这项硬本领。

适合妈妈们的时间管理术

市面上有很多关于时间管理的书籍，也有很多讲时间管理的知识大V。学习和接触一些后，总有那么一些迷惑和疑虑，大家的逻辑和观点都没有问题，但对于我们妈妈一族来说，似乎不是那么接地气。

比如很多时间管理方法论都过分强调计划与效率，而忽视了生活融合的重要性，对于妈妈们来讲，如何把自我与家庭、职场与生活安排得顺畅融合，远远比在单位时间内做了多少事情要实际；还有的时间管理方法太过繁琐，要求每个人至少要使用包括目标手册、日常手册等多本手账，这对于妈妈们来讲，太不现实了！包里除了尿不湿、奶粉、奶瓶、纸巾、湿巾、饭兜儿，哪儿还有地方去装这么多的笔记本，就算能装得下，也没有时间掏出来啊，因为稍微眼神一个游移，熊孩子就不知道跑哪儿去了……

臣服于现实的问题，也是寻求自我的平衡，从回归职场那天起，我就一直在探索适合自己的一套时间管理办法。尽管每个人管理时间的方式都不一样，每个人追求的生活目标也不尽相同，但我想每个妈妈都愿意做到同一件事情，那就是：养得好自己，养得好娃。

1. 一定要找到自己时间管理的初衷和诉求

我为什么要做时间管理？是因为真的感到时间不够用，生活一团糟，多线程任务混乱，还是觉得自己每天虚度时间太过浪费，想在成为妈妈后和别人一样，迎接下一个巅峰？这些原因都是你行动的初心和原动力。确定了自己想要主动掌控时间的诉求后，才会有接下来的方法论和坚持。

2. 融合大于平衡

妈妈们不像单身人士，拥有大量自由可支配，且无关乎他人的时间主控权。我们要兼顾丈夫、老人、孩子、上司、老师等与我们生活发生密切联系的人群。如果说对于其他人来讲，时间管理是效率为先，那妈妈们则是要做到融合为主。这让我想起自己曾经被采访时问得最多的问题："你是如何平衡你的生活和事业的呢？"我的答案是：从来没有平衡，只

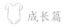

有融合。

3. 一定要找到自己的"高效时刻"

它一定是一段完整的时间，而非碎片化的，哪怕只有20分钟。因为从我们人类的大脑机制来讲，每次最好只集中精力做好一件事情，多任务切换不仅会拖慢速度，而且注定会耗尽大脑能量。当你决定了自己要投入时间和精力，完成你此刻最想完成的事情时，隔离任何会让你分神的因素：微信提示音、右下角闪动的图标、突然弹出的新闻网页，甚至是孩子的哭声。当然，这得是保证孩子在足够安全和有人接手照应的环境中。

找到那个高效专属的时间、场地。这应该是你每天精力最充沛、最不易被打扰的一段时间，是让你坐在那里，就会条件反射般专注与高效的地方。就像此刻的我，这张摆在卧室角落里的电脑桌，陪我在每晚茉莉入睡后的10～12点，一起专心地码字写稿。每次当我坐在这里，没有手机、没有邮件、没有家长里短，只有写作。

4. 养成做计划的习惯

做计划可不是拿出一张纸，写下你脑子里浮现出的一堆事那么简单。它包括了年度计划、月度计划及每日计划，等等。

在每年年底之际的复盘结束后，可以着手列下次年的年度计划，并根据年度计划的重要目标，分解到各个月度，形成月度计划。

我在2019年开始之际为自己列下了三大目标：一、职场进阶，至少做到高级经理和专家级别；二、自媒体粉丝数量达到百万；三、出版一本书。

年度计划定方向，月度计划抓落实。一个大的目标需要有序合理地分解成若干个小目标，然后通过时间上推进从量变形成质变，这是时间管理四大方法之一的目标分解法。作为人类，我们是目标导向的机器，让我们感到满足的，不是完成这件事本身，而是追求成功的这一过程。

每日计划就显得更加"接地气"一点。可以把自己每天的待办事项都写在表格上，然后按照优先级进行排序，都写上的好处是避免误事，排优先级是为了要事为先。我每天上班后的第一件事就是做计划，甚至连晚上洗完脸直至入睡前的这段时间，我都会给自己列个以分钟为单位的to do list。做计划一旦形成习惯，你会发现这一天都会被安排得明明白白，特别畅快。

或许有人会问，反正计划赶不上变化，做它何用？其实计划是可调整的、可优化的，它是有区间属性的，给你方向感。做计划的目的，在于让未来变得可预期，而不盲目。

5. 做最重要的5件事

在我们有限的时间和精力内，若有50件待办事项，如果能完成其中5件，就已经非常不错了。

看着上面50这个数字，大家是不是觉得很多？觉得自己根本不会有这么多事要做是吧？其实大家可以选一天统计一下，职场妈妈们两头的打点、全职妈妈的事无巨细，这个数字根本不像我们看到的那样遥远，它就是我们每天要处理事项的平均值。

所以我们必须选出每天中最重要的那么几件事来，可以是2件，可以是3件，但绝对不要超过5件。投入90%的时间，去处理好这几件重要的事情，你会发现你的效率明显提升，而且思维不再混乱。

6. 高质量陪伴

如果你坐在孩子旁边玩着手机，或者是听着孩子说话心不在焉，那这样的陪伴是低效的，甚至是无效的。

高质量的陪伴是一种大人和小孩都极度聚焦沉浸、愉悦平和的状态，无论是陪孩子游戏、读书或是单纯的聊天，此刻的两人和多人一定是全情投入的。读绘本时妈妈就是绘本里的妈妈，孩子就是书里的孩子，用很强的代入感去理解绘本里当下的情境；玩游戏时妈妈就是角色里的大灰狼或兔妈妈，孩子就是等着开门或者关门的兔宝宝，绝不要一边陪孩子玩着游戏，一边还惦记着邮件怎么回复。

高质量陪伴需要一段较为完整且不被打扰的时间。提前发完邮件、沟通完工作，或者结束蒸炉的烤蛋糕、让阿姨提前整理好家务，保证陪孩子的"专属时间"不被电话、旁人打扰，这不仅是高质量陪伴的保证，更是对孩子的尊重。

7. 学会说不

随着社会资源和人脉的不断提升，需要去认识的人、参加的活动、张罗的事情越来越多，但我们的时间不允许，精力更不允许，特别是挣扎在陪伴孩子和成就自我之间的矛盾与纠结中，更需要我们学会说不。

时间管理就是要把重要的时间放在重要的事情上，学会对一切侵占时间但无所收益的事情和人说不。说不其实是一种取舍，取当前对你、对家庭、对孩子最重要的事项投入，舍一切无效社交、浪费时间、内心不悦的鸡肋活动。比如当孩子从喂养阶段进入教养阶段，那么陪着孩子确立兴趣、认知世界便成了最重要的事情，每周我都会安排时间，陪着她去滑冰、攀岩、骑马、画画等，相应地就降低了聚会及外出参加活动的频率，把时间花在更值得的地方。

做母亲，终身都会面临选择的问题，要么是为自己选，要么是帮孩子选，而取舍的智慧或许需要我们一直不断地练习，因为有得必有舍，有舍才有得。

8. 番茄钟用起来

番茄钟是番茄工作法里的一个小工具，每25分钟工作时间+5分钟小憩时间，就称为一个番茄钟。它最大的作用在于能帮助我们把任务分解成等同的N份，无论是从心理上，还是从实际操作层面来讲，都是一件实用的利器。

所以可以准备一个实物闹钟，或者使用手机定时功能，还有各式各样的时间管理类APP。当你把一个需要长时间完成的任务，分解成几个番茄钟的时候，你会发现完成一件事，似乎变得更容易了一些。

9. 逃出数量的泥沼

有的妈妈想尽可能一天内多做些事情，一边烤着面包，一边洗着衣服，炉灶上还煮着孩子的面条，电话还和闺蜜聊着八卦……但结果往往是不可能面面俱到，要么面包糊了，面条溢了，要么就是忘记洗衣机里等着晾晒的衣服。

所以数量是不代表质量的。无论对于职场妈妈还是全职妈妈来说，如果能找出每天重要事项的3～5件作为重点，就已经足够了。除了做好每日清单最重要的3件事之外，有序合理地安排其他未尽事项，是对最重要的事、重要的人负责，也是对自己的解放。

10. 留出自己思考和复盘的时间

习惯了都市的忙碌或是被日常生活琐碎"绑架"，让自己每天静下心沉思一会儿，是个很奢侈，也很难养成的习惯。我们习惯了埋头赶路，按需办事，但很少有人能想一想，路走得对不对，事办得值不值。

佛家的"禅定"，也就是我们通常说到的"打坐"，就是修炼内功的功课。无论是我们刚经历了一件事，或是刚完成了一个项目，抑或是刚为孩子的教育做了一个选择……凡是经历过后，都需要反思和复盘。

但反思是有度的，切忌想太多而忽视了当下。我有时也会因为想太多，而陷入焦虑的怪圈，所以掌控住自己的思考边界，明白复盘的真正意义，是功课，更是技能。

11. 保证睡眠，饮食健康

这些事情，是重要不紧急但却值得你坚持的事情。

我吃过熬夜的亏，因为熬夜身体变差，差点闹出大动静，所以当我恢复正常作息以后，觉得自己精气神变好很多，回到了一个正常运转的世界里。因为人类是需要通过睡眠去恢复精神的，如果睡眠难以保证，那健康就会受到损耗，继而产生一系列或大或小的问题，所以这就是我为什么总在微博里，不厌其烦地提醒大家，敷着最贵的面膜熬着最深的夜，这一点都不酷。

值得我们花心思的，还有每天我们的饮食。我们的身体就像一台榨汁机，只有吃进去好的食材，才能产出好的果汁。吃得好不仅是生活情趣的表现，而且是对身体的一项长期正向维护与输入，有了良好的精力，才能拥有充沛的体力，继而获得更多的时间，去完成心中所想之事。

推荐使用的时间管理法

文末推荐几个我觉得用起来很不错的时间管理方法，大家如果有需求，可以做进一步的了解和使用。

1. 番茄工作法

番茄工作法的含义我在前文介绍了，详见前文。

这本书里大部分文章，都是我用番茄工作法完成的。

这个方法几乎是没有任何理解门槛，简单易操作的时间管理入门方法之一，非常适合缺乏整段时间且要并行处理多个工作任务或者家务的妈妈们。

2. 单核工作法

升级版的番茄工作法，也是用时间分段的方式，但不同的是，单核工作法并不局限于单次工作时长，而是取决于思考当下更适合做什么的全景时段。

首先在快捷清单上列出5项最重要的事宜，不得多于5项，如果要添加1项，那么必须要删减1项；其次进入专注于1项任务的单核时段，并以全景闹钟的铃声结束；全景闹钟最好设置在整点或半点，应不少于25分钟；最后根据"要事第一"的原则，再次调整优先级顺序，重新完成。

简而言之，单核工作法是一次计划、实施、总结、评估及再次计划的循环，非常适合我们完成有目标性的项目或者任务。

3. 时间"四象限"法

这大概是我们最为熟知的一种时间管理办法。

四象限法将所有待处理的事项分为：第一象限，重要且紧急；第二象限，重要但不紧急；第三象限，不重要但紧急；第四象限，不重要且不紧急。

第一象限重要且紧急的事情，是对时效性要求最高的，比如孩子突然发烧了、家里突然漏水了等，这些事情是不允许你有任何时间弹性去拖延的，必须当下立刻解决。

第二象限是最需要我们重视，但不必急于完成的事情。比如锻炼、比如读书、比如饮食……这些的投入不是当下就会见到效果，而是需要日积月累的坚持，才能从量变形成质变，从而让我们受益无穷。

第三象限不重要但紧急的事情，必要时候是可以授权给别人去帮你完成的，比如孩子在幼儿园尿了裤子，可以请阿姨或者老人帮忙。

第四象限如你所见，可以划分到说"不"的区域里了。

4. SMART法则

这其实是一种管理法则，但它是以时间管理为基础的。SMART分别代表具体的（Specific）、可衡量的（Measurable）、可实现的（Attainable）、相关的（Relevant）、有时限的（Time-bound）。

　　妈妈们从定目标阶段开始，就要明确这件事情是否是具体的、可衡量的，比如同样是需要减肥的妈妈，前者说"我要在夏天到来前减肥，瘦到100斤以下"，后者说"我需要通过节食和锻炼的方式，一周内先减掉5斤，下一周再减掉3斤，到6月份一共减掉30斤"，大家觉得谁的计划更SMART？

　　我们给自己的计划，一定是具体的而非愿望或者幻想，一定是可量化的而非笼统的概念，并且有一定的完成周期，要不然所有的计划就只能是计划，没有任何落地的条件和行动。

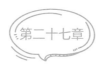

第二十七章

"身兼数职"的孩子

　　茉莉的到来让我很认真地思考了作为妈妈，我应该做的事情。同样，我也在思考在我们漫长又短暂的相伴生活中，她于我，该扮演什么角色。

　　我把茉莉当我的老师。

　　看了那么多书，翻了那么多文章，听了那么多话，才发现有些问题，最本真的答案，却是一个两岁孩子随口告诉我的。

　　"地球是由什么组成的？""水和土。"

　　"蒲公英为什么会飞呀？""因为它在跳舞。"

　　"妈妈太累了怎么办？""茉莉亲亲。"

"世界上最珍贵的是什么？""爸爸妈妈。"

……

我从来不认为这些大人眼中的"小不点"弱不禁风、不谙世事，我相信他们的躯体和脑袋里，蕴含着宇宙中最大的智慧，本自具足。

他们是我们的孩子，也是我们的老师。

我把茉莉当我的帮手。

茉莉在家是需要做家务的，她有一把专属的扫把，也有一块专属的抹布。

她负责每天给下班回家的爸爸妈妈拿拖鞋、放鞋子；

负责收拾她的飘窗区域，整理归类；

负责将自己画满的墙贴小黑板擦拭干净；

负责管理我们家所有的小椅子；

负责每次开饭前筷子的摆放……

见过太多身边的父母，一边剥夺孩子参与家务、锻炼自理的过程，一边不停地抱怨孩子懒惰、不懂事。

我们要做的，是在保证安全的前提下，尽情放手，让她参与家庭的共建。

让她知道，她是家里不可或缺且能创造价值的一分子，她很重要。

我把茉莉当我的闺蜜。

也许是女孩子天性，茉莉爱美、细心、体察他人情绪。

她喜欢翻我的耳饰盒，索性我就拉她一起定期整理；

她喜欢逛商场，那我就尽量在可行的时间段带她去商场撒欢；

她喜欢和妈妈穿一样的漂亮衣服，我一有时间就琢磨怎么搭配，并且一不留神，就穿出了上百套的亲子装……

我有时候还会和茉莉分享一些只属于我们彼此的"小秘密"。

我知道她一定会帮我保守秘密，虽然大多数情况下，她听完都似懂非懂的。

她是我全天候的闺蜜，更是我最贴心的树洞。

我把茉莉当我的"爱豆①"。

我不是个特别感性的人，但很多时候，我都像个迷妹一样，趴在茉莉的床边，痴痴地看着她熟睡的样子，看着她卷翘的睫毛、嘟嘟的小嘴，看着她从额头到鼻尖优美的曲线，

---

① 英文单词"Idol（偶像）"的中文昵称。

听着她均匀又平静的呼吸……每每这个时刻,我都希望时间能暂停下来,好让我永远陶醉在这么美好的画面里,不要打破,不要惊醒。

别人晒和明星大腕的合照,我只喜欢晒娃,别人搜集爱豆的蛛丝马迹,我坚持记录着茉莉的每段声音、每个故事,收藏她的每张照片,并且花时间一一整理归档。我要把我的爱豆的成长轨迹,更加仔细地记录保存,让她不留遗憾地长大。

用饭圈的话来讲,我是茉莉后援会的骨灰级迷妹,圈粉期限,就一生吧!

我还把茉莉当我的理疗师。

不是放松肩颈、按腰捶腿的那种,她这个小手劲暂时还拿捏不来。是那种能带给我内心平静与重启之力的"理疗师"。

很多次当我心烦意乱或是体能将达极限的时候,只要茉莉的一个亲亲,或是一个长久的抱抱,我就能瞬间满血复活。那种忘却烦恼、享受当下的幸福感,只有我的小理疗师能够给我。

茉莉还是我的灵感缪斯。

她是我镜头里的首席模特,她是我亲子装搭配的小小创意师，她是我敲下好几万字的灵感源泉，她是我生活探索的小小搭档。

因为茉莉的到来，我坚持记录和分享了孕哺期的干货心得；

因为茉莉的到来，我试着把生活过得更加丰富多彩；

因为茉莉的到来，我探索出了生活更多美的可能。

你看，我的小缪斯，为我和身边的人，带来了多少灵感的光芒！

当然，我更把茉莉当我的孩子。

我永远不会忘记第一次看到"中队长"时的惊喜，不会忘记她早产住在保温箱里满身布满管子和仪器的样子，不会忘记每次吃奶时她满足又平静的眼神，不会忘记她第一次踉踉跄跄最终还是迈出的步子。

她是天使，有着世间最具魔法的眼神和亲吻，像小太阳一样散发着光和热；

她偶尔也是恶魔，做出一些匪夷所思的事，搅乱一切本该安宁的日子。

但她终归都是我的孩子，世界上唯一的茉莉。

她是我的人生合伙人，是我前进的小马达。

因为她，我才知道成为妈妈并不是失去自我，而是去探索一个更丰富的自己。

这个生命的到来，不仅是馈赠，更是救赎。

何其有幸，与你同路……

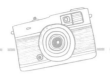

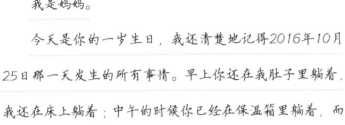

写给茉莉一岁的信

茉莉，你好！

我是妈妈。

今天是你的一岁生日，我还清楚地记得2016年10月25日那一天发生的所有事情。早上你还在我肚子里躺着，我还在床上躺着；中午的时候你已经在保温箱里躺着，而我已经在病床上躺着了。

所以说你的出现让我第一次觉得，住院也能成为一件幸福的事。

拥有你的这一年，和我之前度过的二十几年，感觉完全不一样。

首先，你占用了我大量的时间。个人生活全部被你占据，24小时和你腻在一起成为常态，或长或短的小别离都让我归心似箭，恨不得马上飞回到你身边，继续和你腻在

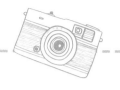

一起。

其次，你花了我很多钱。你的到来让我第一次觉得财务吃紧，即便是这样依然挖空心思全球搬运，吃喝拉撒到衣食住行，只为我到更好的东西供你使用。而且工作更加卖力，因为知道要赚得更多，才能把你养得更好。

另外，你还让我变矫情了许多。我变得怕死，变得多愁善感，变得患得患失，看不得任何有关骨肉分离的故事，听不得任何与孩子有关的负面新闻。甚至有一次喂奶时，我只是看着你的眼睛，就已经泪流满面。

最后，也是让我至今"耿耿于怀"的——你还让我变老了许多。已经在我脸上落地生根的大眼袋，满屋飘散的产后脱发，一抓一圈的肚腩赘肉，怎么使劲都扣不上的上衣纽扣……

可奇怪的是，你这么无止境地"透支"我，我却乐在其中，不可自拔。

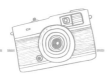

　　你让我真切地感受到生命的神奇与传承。第一次确认怀孕，第一次目睹四维真容，第一次感受胎动，第一次抱你入怀……很荣幸从头到尾参与了你生命降临的过程，孕育出独一无二却又真实生动的生命，我非常确定，你是我一生最好的作品。

　　你让我学会了柔软与坚强。你8个多月早产，一出生便被抱进NICU，我一边抹着眼泪，一边大口吃饭大口喝汤为你储存奶水；患乳腺炎高烧不退，胸口疼得像石头一般，依然不能动摇我继续母乳喂养你的决心；生病从不吃药，靠意念和体质对抗；从怀孕时就告别了好睡眠，你一个翻身一个梦呓我都清清楚楚……有了你后，我似乎经历了从身体到心理频次最高的挑战，但却都能以一种决绝且坚定的意志克服，至今我依然为这种神奇又柔软的坚强惊叹。

　　你让我感受到了无条件的信赖和依恋。当我抱起啼哭

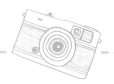

的你，你变得安静乖巧；当我夜晚哄你入眠，你会紧紧贴着妈妈；下班回来你总是用最甜美的笑脸迎接我；小离别后你会紧紧抱着我的脖子亲我。你深深依赖着我，而我又何尝不是深深牵挂着你？

总之，得遇你是我至今最为华丽的进阶，因为你的到来，我成为这世上最幸福的人。

所以今天，请让妈妈深深地祝福你：

首先，祝你生日快乐。

这份快乐不仅包含了你与这个神奇的世界相处一年多以来的惊喜，还包含了我们成为你父母的自豪与骄傲。

其次，祝你保持健康。

物质的充裕或者精神的高贵，在健康的身体面前都甘拜下风。相比成为天才或者脱颖而出，我更希望你是一个拥有健康身体的阳光女孩。

再次，祝你心灵纯净。

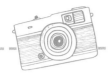

　　你正在开启漫长却又短暂的一生，你会遇到各种奇怪的问题、莫名其妙的事情及棘手的挑战，请记住遇到这些难题时请保持微笑，并以一颗纯净透明的心去一一化解。

　　最后，我有几句话要一并说给你听：请你学会做饭，因为你会遇到饥饿。请你学会宽容，因为你会遇到背叛。请你学会微笑，因为你会遇到困难。请你学会珍惜，因为你会遇到失去。

　　再次祝你生日快乐，永远爱你。

妈妈

2017年10月25日

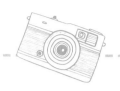

写给茉莉两岁的信

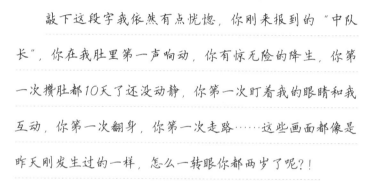

Hi 亲爱的宝贝：

今天你两岁啦！妈妈祝你生日快乐！

敲下这段字我依然有点恍惚，你刚来报到的"中队长"，你在我肚里第一声响动，你有惊无险的降生，你第一次攒肚都10天了还没动静，你第一次盯着我的眼睛和我互动，你第一次翻身，你第一次走路……这些画面都像是昨天刚发生过的一样，怎么一转眼你都两岁了呢？！

你每天都像个小天使一样，听到我在下班后准备开门，你就在屋里大喊"妈妈妈妈"，一进门就帮妈妈摆好拖鞋，用你的小手给妈妈换上；你喜欢抱着妈妈不停地亲亲，让我每次都会担心嘴上的口红会不会沾在你的小嘴上；你非常懂礼貌，每次别人帮助你，都会自己主动说一句"谢谢"，引得楼下的爷爷奶奶都不住地赞扬；你还是

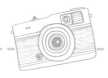

个很讲道理的小朋友，从来不无故撒娇取闹，哭闹的时候只要妈妈给你讲清楚道理，你总能很乖地安静下来并接受……所以，你知道妈妈拥有你，是有多幸福了吧！

这一年妈妈见证了你从一个小胖墩儿，长成了一个长胳膊长腿的小大人；听着你从嘴里一个个往外蹦字，到一口气说完"一闪一闪亮晶晶"不带停歇的小利落劲儿；看着你从在一旁看大孩子玩三轮车的羡慕，到自己扑棱扑棱地自由撒欢……时间很快，却也很慢。

你每天都会带给妈妈惊喜，你每天也会带给妈妈很多反思。初为人母，我其实心里诚惶诚恐，我怕因为自己的无知而错过你成长的关键节点，也怕因自己的不完美带给你原生的缺陷，但你从未因我的偶尔失控或错误而生气，总是哭过后给我更加灿烂的笑脸。你是一面透彻清亮的镜子，反射出我的不足与不完美，与其说我在教育你，不如说是你在教化我。

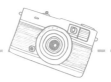

关于你的成长，我已经做了一些准备。我想我不会对你说，茉莉你长大要当歌手，茉莉你长大要拿冠军，茉莉你长大要当CEO什么的。我会说，宝贝，让妈妈陪着你去尝试更多的事物，陪你一起骑马，陪你一起跳舞，陪你一起探险……直到你找到自己喜欢并且愿意为之付出的心爱之事，那我的任务也就完成了一大半。

而我也知道，就算我再怎么培养与保护你，你也不会成为一个完美无缺的人，你一定会因自己的缺点或者能力不足承受负面的反馈，也一定会在某个阶段遭受世俗的评判与无辜的非议，我能做的是塑造你坚韧的品格、良好的心态，以及正面理性对抗挫折的能力，就像加缪说的〝我并不期待人生可以过得很顺利，但我希望碰到难关的时候，自己可以是它的对手〞。

是的，写到这里，我已经迫不及待地期待我们一家人更幸福的生活了。就像妈妈所经历的这一年一样，不时

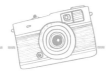

遇到风浪，却又柳暗花明，生活就是这样，我们都要做好准备。

还想说的有很多，但妈妈今天实在太累了。两岁的生日信草草收笔，希望你今晚做个美梦。

最后祝你健康、快乐、平安，妈妈好爱你。

妈妈

于2018年10月25日

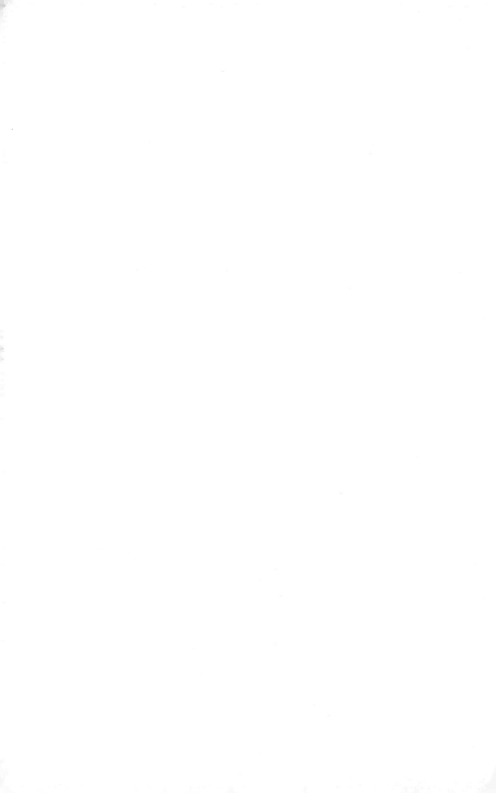